Heinrich Zeeden
Enttraumatisieren
in der homöopathischen Praxis

Heinrich Zeeden

# Enttraumatisieren

## mit Homöopathie, Kinesiologie und EMDR nach Shapiro

Enttraumatisierungstechnik
mit Augenbewegungen und
Homöopathie

Alle im Buch enthaltenen Angaben und Ergebnisse wurden vom Autor nach bestem Wissen erstellt. Sie erfolgen ohne jegliche Verpflichtung oder Garantie des Verlages. Er übernimmt daher keine Verantwortung und Haftung für etwa vorhandene Unrichtigkeiten.

Bei Anwendung der angegebenen Therapievorschläge übernimmt der Autor keine Verantwortung. Bei medizinischen Problemen sollte vor einer Therapie immer erst ein Arzt aufgesucht werden.



Poelring 26, 23560 Lübeck

Bildnachweis: Portraitfoto, Dr. Heinrich Zeeden
Coverfoto, stock.adobe.com, nenetus

Bibliografische Information der Deutschen Nationalbibliothek:
Die Deutsche Nationalbibliothek verzeichnet diese Publikation in der Deutschen Nationalbibliografie; detaillierte bibliografische Daten sind im Internet über dnb.dnb.de abrufbar.

ISBN 978-3-933036-33-9

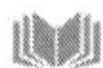

Gesamtherstellung: ctv-verlag.de und buecher-traum.de

www.ctv-verlag.de
Henriette-Hirschfeld-Str. 11 | 23562 Lübeck
E-Mail: info@ctv-verlag.de | Telefon: 0451-7062772
Ansprechpartner: Carsten Tomkewicz

Für Lena,
Jonas,
Clara,
Laura,
Theodor
und Jonathan

Für die Enkel,
die unsere Gegenwart
in die Zukunft tragen.

# Inhaltsverzeichnis

# In 2023 erschienen:

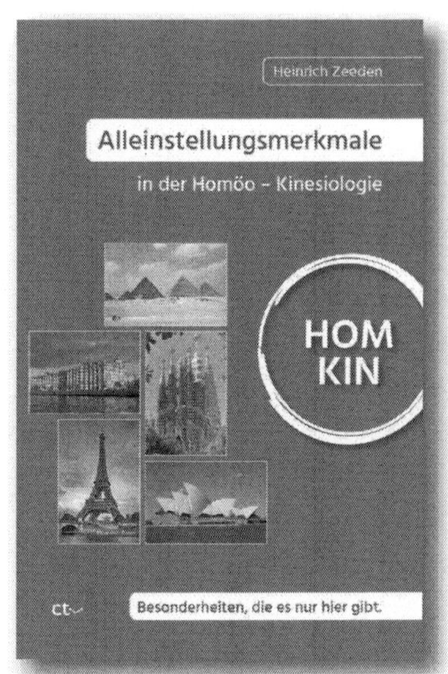


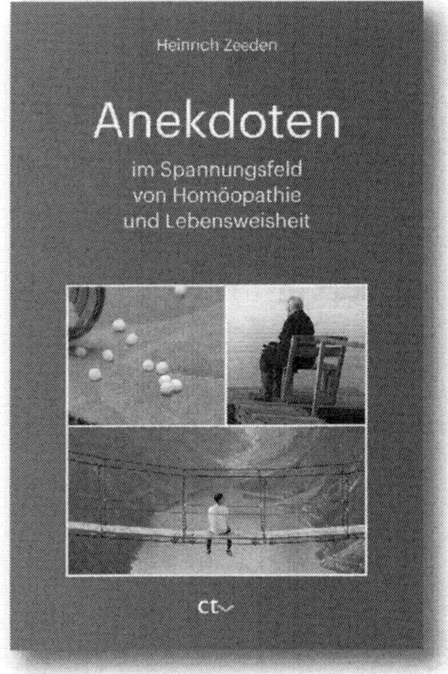


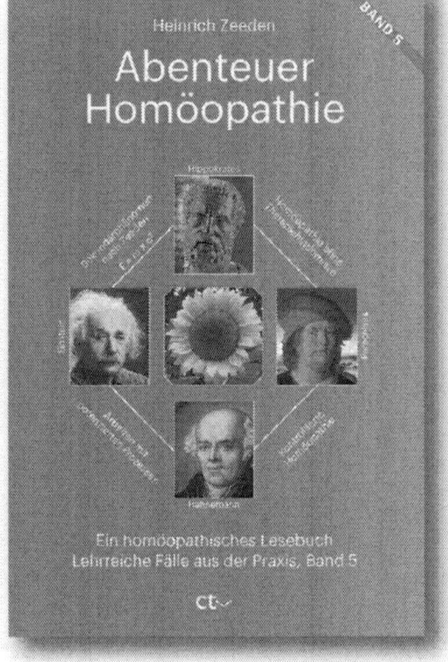

# Vorwort

Mit diesem umfangreichen und inhaltsschweren neuen Werk gibt uns Dr. Heinrich Zeeden wichtige Hinweise, wie wir psychische und daraus resultierende körperliche Blockaden auflösen können, die als Folge eines Traumas entstanden sind.

Wir können ihm über die Schulter schauen, wenn er mit geradezu kriminalistischem Spürsinn tief in das verletzende, kränkende, demütigende und manchmal auch vernichtende Geschehen eindringt, um seine zerstörerische Kraft ins Bewusstsein zu bringen und es dann aufzulösen.
„Hat man die Ursache gefunden, ist die Therapie in greifbarer Nähe!" Damit ermahnt er uns zur genauen Anamnese und wachsamen Beobachtung, was unter seiner ausgefeilten Befragungstechnik im Patienten geschieht.
Er zeigt uns, worauf wir achten sollten, wenn der Patient einen heiklen Punkt berührt, wie wir an den veränderten Schwingungen seiner Stimme, den unregelmäßigen Atemzügen, der veränderten Augenstellung zum „Irishochstand" erkennen können, wenn er den höchsten Punkt seiner erlittenen Qual erinnert und unsere Unterstützung benötigt.
Zum schnellen Auffinden der passenden homöopathischen Mittel ist daher eine Liste der wichtigsten Angst- und Kummermittel beigefügt.

Im Text finden wir weitere Anregungen, die uns an seinem unerschöpflichen Wissen und seiner immer frischen Kreativität beim „Erfinden" neuer, gerade in dieser Situation passender und heilender Mittel teilhaben lassen. Die Enttraumatisierung erfolgt dann über kinesiologisch ermittelte und per Stirnstrich applizierte homöopathische Mittel sowie Augenbewegungen gemäß EMDR nach Shapiro.

Wir finden in diesem Werk von Angst vor dem Nikolaus bis Zeugung vierundfünfzig Fälle, die einen Einblick in die schweren Belastungen geben, die einem Trauma folgen können, bis hin zum Krebsgeschehen. Ein Trauma verzerrt die Wahrnehmung, unterbricht den Strom der Lebenskraft, reduziert das Selbstheilungsvermögen des Körpers und stört ganz empfindlich die zwischenmenschlichen Beziehungen. Wir tragen in uns die Traumatisierungen unserer Ahnen und geben nicht erlöste Traumata an zukünftige Generationen weiter.

Das menschliche System verfügt glücklicherweise über die Kraft, diese Schmerzen zu überwinden, manchmal ganz allein, doch da, wo diese Fähigkeit zur Selbstregulierung unter der Last der Ereignisse begraben scheint, kann eine Enttraumatisierung im Sinne dieses Werkes ein Leben wieder lebenswert machen. In den meisten Fällen beschert die Natur dem Menschen als Ergebnis einer erfolgreichen Enttraumatisierung ein befreiendes, manchmal ekstatisches Lachen, mit dem sich die letzten energetischen Reste auflösen dürfen.

Mit seinen nun zwölf veröffentlichten Werken, vier davon allein in diesem Jahr, bietet Dr. Zeeden uns die Möglichkeit, durch seine Augen auf die Erkenntnisse zu schauen, die er über viele Jahrzehnte zum Thema Gesundheit zusammengetragen und mit eigenen Ideen zum System HOM-KIN ausgebaut hat.

Christel Kretzer
28.08.2023

# 01. Einleitung

## 01.1 Geschichte

Etwa 1984 veröffentlichte KLINGHARDT (1) in seinem Lehrbuch der Psychokinesiologie eine Technik, mit der man Traumata löschen kann. Klinghardt gibt vier verschiedene Augenbewegungen an, die im einzelnen wirksam werden: Waagerechte, senkrechte und schräge Augenbewegungen, die entweder von rechts oben nach links unten oder von links oben nach rechts unten geführt werden. Schließlich entdeckte Francine Shapiro in Kalifornien die Methode für sich, wie unter anderem bei Arne Hofmann nachzulesen ist in "EMDR – Therapie der posttraumatischen Belastungsstörung" (2).

Seit 1991 hat die US – amerikanische Psychologin Francine Shapiro die EMDR (Eye movement desensitization and reprocessing) etabliert. In Deutschland sind mehrere Zentren entstanden, in denen diese Technik systematisch vermittelt wird. Diese Ausbildungsstätten sind in Hofmanns Buch über EMDR alle aufgezählt.

Im vorliegenden Buch über EMDR werden die Erfahrungen von 54 Enttraumatisierungen aus den Jahren 2002 bis 2022 präsentiert.

## 01.2 Leserkreis

Dieses Buch wendet sich an Ärzte, Heilpraktiker, Psychologen, Krankenschwestern und weitere Personen aus medizinischen Hilfsberufen wie physikalische Therapie, mithin Physiotherapeuten, Diät-Assistentinnen, Ernährungswissenschaftlerinnen, Ökotrophologinnen, Hör-Akustiker und Arzthelferinnen, die bei ihrer Arbeit in täglichem Kontakt mit Patienten stehen und nicht selten direktere Informationen über Erkrankungen erhalten, als es in einem kurzen und zeitlich begrenzten Gespräch zwischen Arzt und Patient möglich ist.

Insbesondere wendet sich dieses Buch an Regulationsmediziner und Heilpraktiker, die sowohl Kinesiologie als auch Homöopathie betreiben und damit auch Zugang zu den therapeutischen Konsequenzen haben, die nicht nur ausschließlich in einer psychologischen Technik (EMDR) liegen, sondern auch weitere Unterstützung durch homöopathische Einzelmittel geben können.

Da Traumatisierung mit oder ohne krankheitsverursachende Konsequenzen täglich und allen Menschen passiert, wäre es wünschenswert, wenn alle Leser dieses Buches den kinesiologischen Muskeltest oder ein anderes biologisches Testverfahren wie den Tensortest, das Pendel, die Armlängendifferenz und andere Methoden durchführen können.

Schließlich ist dieses Buch therapieresistenten und schwer behandelbaren Erkrankten gewidmet, die engagierte Therapeuten haben, die genügend Mut haben, auch neue Methoden kennen zu lernen und bei positiven Erfahrungen anzuwenden. Insofern wendet sich dieses Buch auch an Selbsthilfegruppen, die hier über eine weitere therapeutische Option unterrichtet werden sollen.

Dieses Buch ist sprachlich absichtlich einfach gehalten, um auch Laien den Zugang zum Verständnis dieser faszinierenden Methode der Enttraumatisierung zu gewähren.

Aus den Fällen geht hervor, dass Enttraumatisierungen in erster Linie durch EMDR nach Shapiro gelingen, dass es aber auch ausreichend viele Fälle gibt, in denen die Enttraumatisierung allein durch homöopathische Mittel erreicht wird. Dies wird nicht in Konkurrenz zur EMDR gesagt, sondern um darauf hinzuweisen, dass Enttraumatisierungen desto schneller und tiefgreifender gelingen, je besser sie homöopathisch vorbereitet sind oder natürlich auch während der EMDR Sitzung homöopathisch begleitet werden. Dies gelingt am besten, wenn entweder die entsprechenden Mittel (Globuli) griffbereit parat liegen, oder wenn man die Klopftechnik nach Klinghardt durchführt oder den Stirnstrich (nach Zeeden).

Durch den kinesiologischen Test kann man sofort realisieren, wo man genau steht, ob eine Stabilisierung bereits eingetreten ist, oder ob noch daran gearbeitet werden muss. Aus diesem Grunde halte ich den kinesiologischen Armtest für unverzichtbar, wenn man schnell, sicher, zielgerichtet und erfolgsorientiert eine Enttraumatisierung durchführen möchte.

Während ich von berufener Seite erfahren konnte, dass für Enttraumatisierungen eine Anzahl von ca. 50 Sitzungen anberaumt und berechnet wird, scheint es mir möglich, die EMDR in Kombination mit Homöopathie und Kinesiologie um ein Vielfaches abkürzen zu können.

Dieser Weg wird hier meistens beschritten, und auch wenn viele Nachbeobachtungen fehlen, lässt sich zeigen, dass in kurzer Zeit viel erreichbar ist.

# 02. Enttraumatisierungstechnik nach Shapiro

## 02.1 Trauma-Anamnese

Ziel der Trauma - Anamnese ist es, die belastenden Momente im Leben eines Patienten heraus zu filtern, die so pathologisch, verletzend, kränkend, demütigend, ja manchmal vernichtend sind, dass der Patient hierunter einen dauerhaften Schaden genommen hat und das Trauma u.U. zum Ausgangspunkt für eine chronische Erkrankung, gelegentlich auch eine maligne Tumorerkrankung wurde.

## 02.2 Die genaue Beobachtung

Beobachtung bedeutet, dass wir während der Anamnese genau auf die Körpersprache des Patienten achten, auf die Schwingungen in seiner Stimme, auf eine aufkeimende Trauer achten, die manchmal für Bruchteile von Sekunden einen Satz begleitet, eine Schwankung im Timbre in der Stimme des Patienten, während er bei seiner Erzählung versucht, über den Tod eines nahen Angehörigen möglichst schnell hinweg zu kommen. Wenn wir auf die Atmung achten, sehen wir, dass ein traumatischer Inhalt immer von einer unregelmäßigen Atmung begleitet wird, sodass wir viele kleine Anzeichen erkennen können, die uns verraten, wann der Patient einen heiklen Punkt berührt.

## 02.3 Befragungstechnik

Wir können uns direkt nach dem schlimmsten Erlebnis des Patienten erkundigen. Erzählt er uns ein Ereignis, das nur wenige Jahre oder kürzer zurück liegt, das ihn aber schwer belastet, können wir in aller Regel davon ausgehen, dass es ein Vorläufereignis gibt.

Erzählt der Patient also, dass er vor drei Jahren eine schwere Kränkung durch seinen Vorgesetzten erhalten hat, der seine wertvolle Arbeit gering geschätzt hat und er bei dieser Gelegenheit ein tiefes Kränkungs- und Verletzungsgefühl erfahren hat, so erkundigen wir uns danach, wann der Patient früher in seinem Leben schon einmal ein ähnlich schweres Kränkungs- und Verletzungsgefühl gespürt hat. Wir erkundigen uns also nicht nach weiteren Vorgesetzten, sondern wir gehen an der Gefühlsschiene (Kränkung, Verletzung) zurück zu weiteren Ereignissen, die häufig ein Muster prägen, das der Patient dann immer wiederholt, ohne dass er aus diesem Kreislauf der Verletzung alleine heraus finden kann.

Stichwort: Stärkste Verletzung erfragen, Erkundigung nach Vorläufern dieser geschilderten Verletzung, Frage nach der ersten Verletzung dieser Art.

## 02.4 Befragungstechnik für die Zeit, an die der Patient sich nicht erinnern kann

Gibt es Anhaltspunkte dafür, dass Verletzungen sehr alt sind, also während der Schwangerschaft entstanden sind, während der Geburt, unmittelbar nach der Geburt oder vor dem dritten Lebensjahr, dann beziehen wir uns auf Ereignisse, die dem Patienten nicht mehr bewusst erinnerlich sind.
Wir erkundigen uns zunächst nach der Familienanamnese,
Erste Stufe: Tod des Vaters, Tod der Mutter,
Zweite Stufe: Anzahl der Geschwister, eventuell Todesfall unter den Geschwistern, Fehlgeburten der Mutter,
Dritte Stufe: Partnerschaft – besteht die erste Partnerschaft noch oder ist die erste Ehe geschieden, unter welchen Umständen wurde die erste Ehe geschieden?

Vierte Stufe: Kinder, Anzahl der Kinder, eventuell Tod eines Kindes, Adoptivkinder.
Fünfte Stufe: Wuchs der Patient bei seinen Eltern auf, oder wurde er „weggegeben"? Wer war die Bezugsperson des Patienten in der Kindheit?
Kannte der Patient seine Großeltern?
Da viele schwere Traumata im Verlust eines nahen Familienangehörigen liegen, führt uns die Anamnese über die Eltern, Geschwister, Lebenspartner und Kinder in der Regel zu denjenigen Ereignissen, nach denen wir suchen.

Am besten ist es, man stellt eine offene Frage, die der Patient frei ausgestalten kann. Man würde also fragen: „Leben Ihre Eltern noch? Haben Sie Geschwister? Sind Sie verheiratet? Sind Sie in erster Ehe verheiratet? Haben Sie Kinder?"

Da frühe Todesfälle, die schlecht verkraftet werden, häufig die Bahnung für ein Trauma oder weitere Traumata bilden, die sich dann bei jedem weiteren Todesfall wiederholen (Retraumatisierung), ist eine meiner häufigsten Fragen: „Wann ist Ihnen der Tod das erste Mal begegnet?"
Eventuell zusätzliche Fragen zur eigenen Geburt: Waren Sie ein erwünschtes Kind? Was hat Ihnen Ihre Mutter über die Schwangerschaft mit Ihnen berichtet? Was hat Ihnen Ihre Mutter über Ihre Geburt erzählt? Bei den letzteren Fragen geht es häufig um fundamentale Weichenstellungen, da ein ungewolltes Kind völlig andere Vorzeichen hat als ein gewolltes Kind. Das gilt auch für die Erwartung an ein bestimmtes Geschlecht des Kindes. „Thronfolger".

## 02.5 Weitere anamnestische Daten

Fragen Sie auch nach seinen konventionellen Diagnosen und ggf. nach seiner gegenwärtigen Therapie. Fragen Sie evtl. auch nach seinen Erwartungen, da diese Frage unweigerlich bloßlegt, ob der Patient motiviert ist oder nicht. Außerdem erfahren Sie, ob der Patient an seine eigene Genesung glaubt oder diese für unmöglich hält.

## 02.6 Negative oder hinderliche Glaubenssätze

Äußert der Patient, ihm könne sowieso keiner helfen, steht er unter dem Diktat eines hinderlichen Glaubenssatzes, das auch eine vernünftige Therapie unmöglich macht.
Fragen Sie den Patienten nach der Trauma - Anamnese nach seinen Lebensgefühlen. Er erzählt dann möglicherweise alle seine fatalen Gefühle, die ihn daran hindern, das Leben zu genießen. Er berichtet dann vielleicht, dass er das Gefühl kennt, zu nichts zu nützen, wertlos zu sein, immer zu kurz zu kommen, dass ihm vielleicht keiner etwas zutraut. Versuchen Sie, diese Sätze klar formuliert zu bekommen, damit Sie nachher auf dieser Grundlage den kinesiologischen Test durchführen können. Fragen Sie den Patienten direkt, wie er zu Hause erzogen worden ist. Antwortet der Patient mit einschränkenden Sätzen, wie: „Mir wurde alles verboten", „Wir konnten uns nie etwas leisten", dann nehmen Sie auch die elterlichen Hindernisse in die Anamnese auf. Tun Sie so, als ob das kleine Mädchen, dem der Ausflug mit der Klasse verboten worden ist, auch als Erwachsener noch unter dem gleichen Verbot leidet wie damals. Wenn Sie erkennen, dass eine Situation besonders deprimierend, erniedrigend und verletzend war, lassen Sie sich dieses Bild schildern.

Wenn Sie erkennen, dass der Patient in seine negativen Emotionen der Vergangenheit zurück fällt, Tränen weint, anfängt tief zu atmen, fragen Sie ihn nach seinem Gefühl und lassen Sie sich alles genau erzählen. Bei dieser Gelegenheit wird die Vorstellung des Patienten wieder ganz lebendig. Jetzt haben Sie eine ausgezeichnete Ausgangssituation für eine perfekte Enttraumatisierung.

Hat man den Eindruck, dass eine ganze Lebensspanne für einen Patienten traumatisch war, kann man schon bei der ersten Erzählung mit den Augenbewegungen beginnen.

# 03 Die Zuordnung des Traumas zur gegenwärtigen Störung

## 03.1 Der kinesisologische Test

Die negativen Glaubenssätze, die Sie gefunden haben: „Ich komme immer zu kurz" – Arm halten. „Ich bekomme immer alles verboten" – Arm halten. „Wir können uns nichts leisten" – Arm halten.
Dreimal finden Sie einen schwachen Arm. Testen Sie jetzt gegen die Mittel Natrium chloratum D 1000, Ignatia D 1000, Staphisagria D 1000, Aconit D 1000 und Opium C 1000.
Testen Sie, ob das Mittel „hinderliche Glaubenssätze D 1000" kommt.
Haben Sie ein Mittel gefunden, das gut passt, testen Sie die gleichen negativen Glaubenssätze gegen eine Enttraumatisierung mit EMDR. Wird der Arm stark, können Sie sofort mit der EMDR beginnen.

### Weitere Mittel kommen hier noch in Frage

Liegt eine Traumatisierung vor, wird diese durch folgende fünf Mittel aufgehoben: Opium C 1000, EMDR D 1000, Türkis D 100 Mio., Mandelkern D 30 und limbisches System D 30.
Als „Organpräparat" kommt noch Cerebrum D 30 und alle Meridiane D 30 in Frage.
Welche Chakren sind betroffen? Häufig kommt das Scheitelchakra und das Stirnchakra schwach, gelegentlich auch das Wurzelchakra. Warum?
Das Scheitelchakra gibt dem ganzen Kopf die Energie, das Stirnchakra fördert die Erkenntnisprozesse, und das Wurzelchakra steht für Lebensbilanz.

Ist ein Leben in die Schieflage geraten, entbehrt es eines roten Fadens oder wird der Sinn nicht erkannt, kommt das Wurzelchakra schwach.
Entsprechend geben wir Scheitelchakra D 30, Stirnchakra D 30, Wurzelchakra D 30, oder wenn mehrere Chakren gleichzeitig betroffen sind: Orion sc D 30.

# 04 Die EMDR Sitzung

## 04.1 Das vorbereitende Gespräch, Augenbewegungen

Erklären Sie dem Patienten vorher, was passiert: Dass er sich auf sein Trauma konzentrieren muss, dass er ein Bild entwickeln muss, dass er das Gefühl von früher wieder aktivieren muss und dass er gleichzeitig für jeweils etwa eine Minute (14x die Richtung rechts und links) die Augen hin und her bewegen muss. Sagen Sie ihm, dass die Sitzungen schmerzhaft sind, dass diese Beschwerden jedoch mit jeder Sitzung nachlassen. Sagen Sie ihm, dass Sie etwa 10 bis 12 Minuten mit ihm in dieser Form arbeiten werden. Sagen Sie ihm auch, dass Sie nach jeder Runde sich nach dem Bild und seinem Gefühl erkundigen werden. Fragen Sie beiläufig nach seinem Einverständnis, damit Sie einen therapeutischen Pakt geschlossen haben. Dies bedeutet, dass der Patient sich Mühe geben wird mitzumachen, um zu dem gewünschten Ergebnis zu kommen.
Sie sagen also etwa: Stellen Sie sich jetzt die Situation vor, in der Sie das Gefühl hatten, Sie kommen immer zu kurz. Das Bild, das zunächst auftaucht, soll der Patient ausbauen und Ihnen schildern. Anschließend fragen Sie, welches Gefühl der Patient damals hatte in dieser beschriebenen Situation.

Kann der Patient das Bild gut beschreiben und sich in das Gefühl von der damaligen Situation hinein versetzen, können Sie mit den Augenbewegungen beginnen. Am Anfang reichen 10 bis 14 Bewegungen hin und her, die etwa die Zeit einer Minute haben dürften.

In der ersten Runde sehen Sie häufig, dass der Patient in die traurige Stimmung der damaligen Situation zurück fällt, schwer atmet, Tränen vergießt, unkontrollierte Bewegungen des Körpers durchführt, mit den Händen nestelt, am Kinn zittert, mit den Nasenflügeln bebt, manchmal zuckt auch nur die Oberlippe. Beachten Sie bei der ersten Runde auch die Atmung, die häufig noch unregelmäßig ist.

Wenn Sie Ihr Augenmerk auf die Augenbewegung des Patienten richten, können Sie in den beiden ersten Runden häufig beobachten, dass es im Bereich rechts außen zu einer Unregelmäßigkeit der Bewegung kommt: Der Patient scheint einen bestimmten Augenwinkel überspringen zu wollen. Wahrscheinlich ist dies der neuralgische Punkt, an dem der Patient über den Mechanismus der Verdrängung hinweg sieht. Nach der dritten Runde ist es häufig so, dass diese zuckende Bewegung, manchmal auch ein regelmäßiges Herunterklappen des Oberlides, wegfällt und die Bewegung regelmäßig wird bzw. der Augenaufschlag bzw. der Wimpernschlag wegfällt. Dies ist ein indirektes Zeichen dafür, dass sich im Bereich der Emotion der pathologische Bereich ablöst und der Patient in die Ausgeglichenheit zurück kehrt.

## 04.2 Veränderung von Bild und Gefühl

In der Mehrzahl aller Fälle berichtet der Patient zwischen der dritten und fünften Runde, dass er das Bild weniger scharf sehen kann, dass das Bild blasser wird oder dass der pathologische Gegenstand weiter weggerückt ist. Alle anderen Momente können durchaus identisch bleiben: Die Küche, das Wohnzimmer, die Leichenhalle bleiben meistens unverändert, nur der Sarg wird immer kleiner, undeutlicher und verschwimmt so weit, dass er zum Schluss überhaupt nicht mehr zu sehen ist.

Parallel zu dem langsamen Verschwimmen und anschließenden Verschwinden des Bildes geht auch das Gefühl, das mit diesem Bild verbunden war, kontinuierlich zurück. Waren am Anfang Trauer und Kummer auf der Skala 0 bis 10 im obersten Bereich, kann zu dem Zeitpunkt, da das Bild am Horizont verschwunden ist, Trauer und Kummer nicht mehr aufgefunden werden. Fordern Sie Ihren Patienten durchaus auf, noch einmal nach dem Gefühl des Kummers und der Trauer zu suchen, um sicher zu gehen, dass auch die allerletzten Reste dieses negativen Gefühls aufgelöst worden sind.

Der Patient bestätigt Ihnen am Ende der Sitzung, dass er keinen Kummer mehr zu spüren vermag.

Ist das Bild vollständig verschwunden und das Gefühl nicht mehr auffindbar, ist die Sitzung beendet. Meistens bleibt das negative Gefühl, Kummer, Trauer, Zorn, Wut oder Enttäuschung nicht mehr auffindbar. In diesem Fall kann man davon ausgehen, dass die Enttraumatisierung dauerhaft ist. Eine zweite Sitzung kann anberaumt werden, um kinesiologisch nachzutesten, wie das Langzeitergebnis aussieht.

Häufig findet nach einer solchen Sitzung mit Erlöschen des Traumas ein heftiges Lachen statt, das der Patient beginnt. Der Therapeut lacht mit, so gut es geht, damit das „explosive Lachen", mit dem alle Reste des Traumas entfernt werden, nicht vorzeitig abbricht.

## 04.3 Fehlerquellen

Ist ein Patient in der Lage, nach fünf Runden das Bild noch genau so scharf zu sehen wie am Anfang, läuft die Sitzung nicht wie gewohnt ab und man muss sich fragen, ob etwas schief gelaufen ist.

Fragen Sie, wie der Gefühlsinhalt sich verändert hat. Ist das Gefühl der Kränkung, des Zorns und der Trauer nach und nach zurück gegangen, wurde während der ersten fünf Runden das Ziel in der richtigen Weise angesteuert. Kommt es zu einer Stagnation, z. B. das Gefühl der Kränkung bleibt auf der Stufe 5 der Skala 0 bis 10 stehen, dann müssen wir davon ausgehen, dass wir nicht an dem Ursprungstrauma arbeiten, sondern an einem Folgetrauma.

## 04.4 Musterbeispiel

Eine Patientin hat bei einer Sitzung im Jahre 2003 als schlimmstes Erlebnis ihres Lebens den Tod ihres Mannes im Oktober des Jahres 2000 angegeben, der den Tod des Schwiegervaters im April 2001 nach sich zog, da dieser den Tod seines Sohnes nicht verkraftet hatte. Wenn wir nach fünf Runden feststellen, dass sich hinsichtlich des Bildes des Todes des Mannes nichts bewegt, besteht wahrscheinlich als Grundmuster ein Todesereignis, das sehr viel früher stattgefunden hat.
In unserem Beispiel erwähnte die Patientin spontan während der fünften Runde, dass der Tod ihres Vaters besonders schlimm gewesen sei, da sie ja ganz alleine gewesen sei und ihr Vater ihr Ein und Alles gewesen sei. Die Welt sei damals für sie zerbrochen.

Wenn wir eine solche Bemerkung hören, können Sie sofort auf den Tod des Vaters übergehen und können den Tod des Ehemannes oder des Schwiegervaters völlig außer acht lassen, da Sie das Ursprungstrauma bearbeiten sollten und kein Folgetrauma. Das Muster für eine lebenslängliche Prägung kann nur am Ausgangspunkt gelöscht werden, nicht aber im Rahmen der Bearbeitung eines Folgetraumas. Ausnahmen bestätigen auch hier die Regel.

In unserem Beispiel kam es bei dem Stichwort „Tod des Vaters (1970)" zu heftigen Emotionen, die anzeigten, dass wir hier an einem besonders sensiblen Punkt angekommen waren. Nach fünf Runden war das Stichwort „Tod des Vaters" nicht mehr mit Kummer und Trauer besetzt, das Bild war auch verschwunden, so dass diese Sitzung abgeschlossen werden konnte.

Wenn Patienten durch die Arbeit spontan auf jene Ebene rutschen, auf der das Ursprungstrauma liegt, sollten wir direkt folgen, das Ursprungstrauma bearbeiten und das Folgetrauma nicht weiter beachten, sondern später im kinesiologischen Test mit nachtesten.

# 05. Die Nachbehandlung

## 05.1 Der kinesiologische Nachtest

Um exakt festzustellen, was wir gemacht haben, was wir erreicht haben und auch was der Patient erreicht hat, müssen wir vor jeder Sitzung und nach jeder Sitzung eine energetische Testung durchführen. Mir scheint dazu der Muskeltest durch Applied Kinesiology (AK-Test) am geeignetsten zu sein. Im Prinzip eignet sich aber auch jede andere biologische Testmethode. Hierunter wäre auch der RAC nach Nogier zu zählen (Reflex auriculo – cardiaque) oder die Tensortestung.

In den kinesiologischen Nachtest geben wir noch einmal jene Stichworte, die sowohl die Emotionen als auch die Situation eines pathologischen Ursprungstraumas beinhalten, die wir ja am Anfang vor der EMDR – Sitzung bereits getestet haben und die Sie damals mit einem schwachen Arm getestet haben. Testet der Patient jetzt auf das Gefühl, die pathologische Situation oder auch die Person, auf die sich Ärger, Kummer, Zorn und Enttäuschung bezieht mit starkem Arm, können wir davon ausgehen, dass wir in der Energetik des Patienten eine wesentliche Umpolung erreicht haben.

## 06. Enttraumatisierung und Homöopathie, homöopathische Mittel

In der klassischen Homöopathie nach Samuel Hahnemann (1755 - 1843) werden Erkrankungen entsprechend den Symptomen eines Patienten behandelt, die mit den Prüfsymptomen am Gesunden durch ein bestimmtes Arzneimittel übereinstimmen.
Abgesehen von dieser Ähnlichkeitsregel spielen die Geistes- und Gemütssymptome eine besondere Rolle, da sie sehr viel höher bewertet werden als körperliche Symptome oder Modalitäten.

Eine weitere hervorragende Rolle spielt die Ursache der Beschwerde. Ist die Ursache bekannt, kann man aus homöopathischer Sicht kausal behandeln.

Zu dieser letzteren Kategorie gehört auch die homöopathische Enttraumatisierung: Kann für eine dauerhafte Beschwerde oder auch einen Tumor am Ende eines längeren Leidensweges, eine Demütigung, eine Kränkung, ein Schock, die Folgen von Schock, Zorn, Ärger aber auch Kummer, Trennungsschmerz, die Unfähigkeit, mit dem Tod eines geliebten Menschen umzugehen oder andere emotionale Ursachen festgemacht werden, ergeben sich außerordentliche therapeutische Ansätze.
So kann ein Trauma, z. B. eine 20-jährige Kränkung durch die Eltern oder durch den Ehepartner schließlich zu einem Tumorwachstum beitragen. Wenn der Konflikt im emotionalen Bereich nicht gelöst werden kann, sind offensichtlich homöopathische Höchstpotenzen zwischen D1000 und D 100.000 oder D 100 Millionen in der Lage, diese lang dauernden und krankheitsverursachenden Emotionen aufzulösen.

Insofern eine Enttraumatisierung auf die Ablösung negativer Emotionen abzielt, ist die Kombination mit einem homöopathischen enttraumatisierenden Mittel geeignet, die Enttraumatisierung nach Shapiro zu intensivieren und den Vorgang der Enttraumatisierung erheblich zu beschleunigen.

Die bisher vom Autor gefundenen Mittel stammen vor allem aus dem Bereich der Geistes- und Gemütsmittel, einige aus noch anderen Bereichen (Edelsteine, Sternbilder).

Hierzu wären im Einzelnen zu zählen: Natrium chloratum, Ignatia und Staphisagria für Trennungsschmerz, Kränkung und Demütigung,
Aconit, Arsenicum album und Argentum nitricum als Angstmittel,
Aconit und Opium als Mittel für akute Lebensbedrohung und die Folgen eines schweren Schocks,
Acidum phosphoricum bei Liebeskummer,
Natrium chloratum bei chronifizierten Schuldgefühlen und dem Gefühl Opfer zu sein.
Palladium und Caladium helfen bei dem Gefühl der Einsamkeit und der Hilflosigkeit,
Cicuta virosa und Natrium chloratum testen wir bei schwerem Hass,
Chamomilla, Nux vomica und Colocynthis bei Zorn,
Rubin D 1000 und kleiner Bär sc D unendlich werden bei gebrochenem Herzen eingesetzt,

Capsicum D 30 oder D 1000 nehmen wir bei Heimweh,
Stramonium und Hyoscyamus ist indiziert bei Wildheit und bei Wahnsinn.
Dumortierit D 30 geben wir bei dem Gefühl der Heimatlosigkeit.

Lachesis kommt in der D 30 als Mittel für Eifersucht und in der D 300.000 als Mittel für Machtspielchen in Frage.
Die hier angegebenen Potenzen haben nur Vorschlagscharakter. Sie sollten bei jedem einzelnen Patienten erneut getestet werden.

Zur Verstärkung der Enttraumatisierung nach Shapiro können Höchstpotenzen zur homöopathischen zusätzlichen Enttraumatisierung eingesetzt werden, um die Wirkung der EMDR zu verstärken.
Diese Mittel können auch während der Sitzung als Globuli oder als Stirnstrich gegeben werden.

**Weitere homöopathische unterstützende Mittel**

Kommt es zu körperlichen Symptomen während der Enttraumatisierung, und das finden wir natürlich oft, dann können wir aus dem homöopathischen Arzneimittelschatz jeweils das passende Mittel auswählen, um eine Symptomatik abzumildern.
Wir fragen ja regelmäßig: was sehen Sie, was spüren Sie?
Kommt es zu schwerer Angst, fragen wir: wo spüren Sie die Angst?
Ist sie im Halsbereich mit dem Gefühl, keine Luft zu bekommen, nehmen wir Lachesis D 30,
ist sie im Herzbereich, mit Druck auf der Brust, nehmen wir Cactus D 30,
ist sie im Magen, kommt Arsenicum album D 30 in Frage.
Haben wir Herzklopfen oder Herzrasen, geben wir Belladonna D 30,
natürlich nur dann, wenn die Symptome belastend sind und durch den Fortgang der EMDR nicht zügig wieder verschwinden.

Aus klassischer homöopathischer Sicht wäre das eine Art „Nachbehandlung früherer Krankheiten“, denn die bei der EMDR auftretenden Symptome hat der Patient ja im Rahmen seines Traumas damals auch alle erlebt und diese ganze vegetative Labilität ist ja bis zur Gegenwart bei ihm unterschwellig immer noch vorhanden.

Aus diesem Grunde kann man die Nachbehandlung während der enttraumatisierenden Sitzung gut vertreten.

# 07 Irishochstand – ein Traumazeichen

Nicht selten begegnen mir Menschen, bei denen das Weiße unterhalb der Iris zu sehen ist, wenn sie mit mir sprechen. Wenn man die Augen nach oben wendet, also in einer Fußgängerzone ein Firmenplakat betrachtet, oder beim Augenarzt nach oben sieht, dann sieht man das Weiße - die Sklera - immer unterhalb der Iris. Aber beim normalen Blick nach vorne ist die normale Position der Iris genau zwischen Ober- und Unterlid, und die Sklera ist nur rechts und links davon zu sehen.

Das erste Mal fiel mir diese Besonderheit bei einer jungen Frau auf, die mich 2004 wegen einer rheumatischen Erkrankung aufsuchte (Fall 03).

Ich fragte sie, ob sie wisse, dass ihre Iris sehr hoch stehe? Und sie antwortete, ja, ihre Freundinnen hätten ihr das auch schon gesagt. Ob sie die Ursache kenne? Nein, aber ich könne das ja sicherlich herausfinden.

Jetzt hatte ich also eine Aufgabe, und ich musste sehen, wie ich sie lösen konnte. Genau genommen wussten wir ja beide nicht, was die Ursache sein konnte.

Intuitiv ging ich in den Alphazustand, und erfuhr dort, dass möglicherweise ein Trauma die Ursache für den „Irishochstand" oder die „Augenposition" sei. Letztlich nehme für den kinesiologischen Test den Ausdruck Irishochstand oder Augenposition.

Emilie wusste nichts von einem Trauma in der Vergangenheit. Also gingen wir an der Zeitschiene zurück und testeten den Juli 1968 als Monat des Traumas.
Das sieht im Test dann so aus: Trauma vor dem Juli 68 testet: Arm stark - Bedeutung: es liegt kein Trauma vor. Trauma nach dem Juli 68 - Arm schwach - Bedeutung: jetzt schwächt ein Trauma das ganze System.

Da sie damals erst eineinhalb Jahre alt war, fragte sie ihre Mutter, was denn im Juli 68 mit ihr passiert sei. Jetzt klärte die Mutter die 38 jährige auf: Es war ein heißer Julitag gewesen, sie hätte die Tochter in eine Badewanne im Garten gestellt, dann sei eine Freundin gekommen und habe sie abgelenkt, und dann sei sie wohl unter Wasser geraten, ohne dass die daneben stehende Mutter das bemerkt hatte. Letztlich konnte sie Emilie gerade noch rechtzeitig vor dem Ertrinken wieder aus dem Wasser ziehen.

Jetzt galt es noch den Nachweis zu führen, dass das Trauma mit der Augenposition zusammenhing. Kinesiologisch gelang das sofort, und wir konnten an die Therapie gehen. Traumata werden immer mit Opium D 200 oder C 1000 und Aconit D unendlich aufgelöst. Inzwischen sind 6 Jahre vergangen, und die Iris steht jetzt bei Emilie genau in der Mitte zwischen Ober- und Unterlid. Bei den Testungen sind Irishochstand und Augenposition gleichwertige Begriffe.

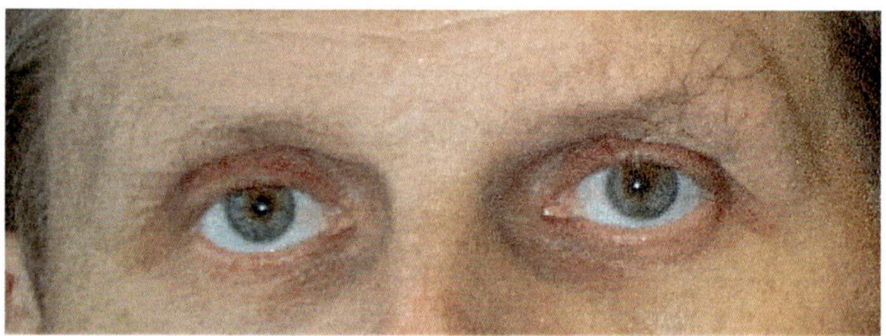

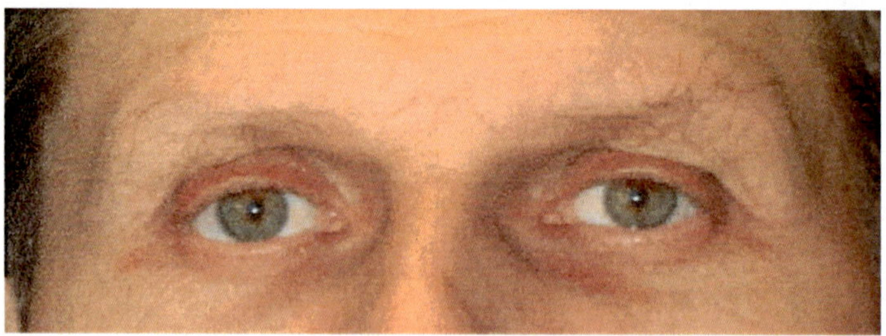

# 08. Fallbeispiele

## Erster Fall

### Ingomar, 64 Jahre alt, Angst um den Sohn und Colitis ulcerosa

Im Januar 2004 erschien ein 64 Jahre alter Rentner aus Büdingen, um sich von mir behandeln zu lassen.

Er habe eine entzündliche Darmerkrankung seit 1977, sei aber seit mehreren Jahren diesbezüglich beschwerdefrei. Immer wieder brennen die Augen. Er habe eine sehr trockene Haut. Es kommen auch immer wieder Eiterpickel zum Vorschein, die sich nach drei Tagen entleeren und dann wieder verschwinden. Er sei ein sehr genauer Mensch.

Ingomar habe auch ein schlimmes Trauma erlebt. Als sein Sohn geboren worden war, hatte er einen Neugeborenen - Ikterus, war also ganz gelb verfärbt.

Auf der Neugeborenenstation bekam der Sohn dann noch eine lebensgefährliche Darmentzündung, eine Colitis. Als der Vater seinen Sohn am fünften Tag nach der Geburt abholen wollte, überraschte ihn der diensthabende Arzt mit der Bemerkung: Es sieht schlecht aus, Ihr Sohn wird die Nacht wohl nicht überleben. Das versetzte ihm einen Schlag, von dem er sich nie mehr erholte.

Vor der enttraumatisierenden Therapie erhielt der Patient Natrium chloratum D 1000, ein Mittel, das gegen Trauer und Verlust wirkt, also genau die Situation trifft, in der sich Ingomar befunden hatte.

## EMDR nach Shapiro

Der Patient visualisiert ein Zimmer, in dem ein Arzt ihm mitteilt, dass sein Kind die Nacht nicht überleben werde.
Gefühle: Trauer, Trennungsschmerz, Angst um das Leben des Kindes.

In der ersten Runde kämpft er mit den Tränen, zweite Runde, Tränenstrom.
In der dritten Runde werden die Augenbewegungen etwas weniger eckig, der Patient berichtet von etwas Erleichterung des Gefühls, etwa 8 auf der Skala 0 – 10.
In der vierten Runde ist das Zimmer gut zu erkennen, Skala 6.
Fünfte Runde: kann das Zimmer nicht mehr erkennen, Skala 5.
In der sechsten Runde visualisiert er das Kreiskrankenhaus Gelnhausen, Gefühl Skala 3, Angst 0, Schmerz 1, Trauer 3.
Nach der siebten Runde sind alle Gefühle so weit neutralisiert, dass sie etwa zwischen 0 und 1 liegen.

## Erster kinesiologischer Nachtest

Beim Test von der Darminfektion und der Angst um das Leben von Matthias erhalten wir einen starken Arm.
Die brennenden Augen kommen noch mit schwachem Arm, sofort stark unter Arsenicum album D 200, 5 Globuli tgl. an drei aufeinander folgenden Tagen.

## Zweite Therapie

Arsen D 200, 5 Globuli hier.

## Zweiter kinesiologischer Nachtest

Brennende Augen testen mit starkem Arm.

### Typische Arsenverhaltensweisen

Um die Regulation zu stärken, musste der Patient Mineralwasser trinken. Nach dem ersten Schluck stellte er das Glas auf den Tisch, trank es dann erst nach Aufforderung aus. (Symptom: trinkt Wasser schluckweise).
Als ihm Arsen als Therapie angeboten wurde, antwortete er wie aus der Pistole geschossen: Wollen Sie mich vergiften? (Symptom: Angst vor Vergiftung)
Als die Sitzung beendet war und der Patient entlassen werden sollte, zog er alle Beipackzettel seiner Medikation aus der Tasche und bat um eine ausführliche Medikamentendiskussion. Er begründete seine Bitte damit, dass er seine Nieren dadurch schonen wolle, dass er nur so wenig Medikamente wie möglich nehmen wollte.
Die zuletzt gezeigte Verhaltensweise korrespondiert mit dem Symptom: Besorgt um seine Gesundheit und klebt wie Uhu. Genauigkeit, Pingeligkeit.

### Diskussion

Das schwere Trauma, die Nachricht, dass sein gerade geborener Sohn den fünften Tag nicht überleben werde, hat ihm einen Schock fürs Leben versetzt.

Über eine EMDR Sitzung mit Vorbereitung Natrium chloratum - Trauer und Verlust - und einer Nachbehandlung mit Arsenicum album D 200 - Angst, Konstitutionsmittel - konnte das Gefühl der Angst um das Leben seines Sohnes von der Intensität Skala = 10 auf die Intensität Skala = 0 bis 1 gesenkt werden.
Möglicherweise hat er auch später selbst eine Darmentzündung bekommen, um diese Komplikation nach der Geburt seines Sohnes ihm gewissermaßen nachträglich „abzunehmen".
Dieser Sachverhalt würde am besten in einer Familienaufstellung abgeklärt werden können.

## Zweiter Fall

### Gisela, BronchialCa, Tod des Vaters, schwerste Kränkung

### Anamnese vom 15.04.2004

Die 58 Jahre alte Patientin Gisela kommt am 31.03.2004 wegen eines am 09.09.2003 operierten Bronchialkarzinoms in die Rehabilitation. Anschließend war eine Radiatio (Bestrahlung) durchgeführt worden.

### Familienanamnese

Der Vater hatte eine PEG-Sonde, war an einem Ikterus unklarer Genese verstorben.
(PEG = perkutane endoskopische Gastrostomie. Die PEG-Sonde dient der künstlichen Ernährung direkt über den Magen-Darm-Trakt).
Die Mutter hatte sich vor 6 Jahren aufgehängt. Sie hatte in einer Sekte gelebt. Als es zu einer polizeilichen Durchsuchung kam, war sie bereits tot.
Eine Schwester war 15 Jahre lang dialysepflichtig, anschließend aufgrund ihres Alkoholismus in ein Koma verfallen.
Sie selbst hatte vier Kinder. Zwei Töchter hießen Carola. Eine Tochter mit dem Namen Carola ist tödlich verunglückt, drei Kinder sind ihr noch verblieben. Die Tochter war mit 21 Jahren verunglückt, in der Blüte ihres Lebens.

Nach der Diagnosestellung des Bronchialkarzinoms war die Patientin in eine Depression gefallen. Offensichtlich nach der Operation war sie damals in die neuen Bundesländer gefahren, um ihre Tochter zu besuchen. Einen Tag später kam es zu einem Zusammenstoß zwischen einem Lastwagen, in dem ihre Tochter und deren Mann saß und einem Schiffscontainer.

Die Tochter war sofort tot, während ihr Ehemann unverletzt überlebte. Dies geschah wohl am 13.03.1990.

Die Patientin sagt wörtlich: "Der März ist der schlimmste Monat". Sie hatte damals keinen Beistand durch einen Pfarrer oder Psychologen erhalten. Diese Tochter Carola war einerseits ihr Sorgenkind, weil sie viel krank gewesen war, wurde ihr aber andererseits mit 21 Jahren genommen.
Es hatte sehr lange gedauert, bis sie Bilder von ihrer Tochter wieder ansehen konnte oder über den Tod sprechen konnte. Bis vor kurzem hatte sie sich mit einer Geschichte über die Tragödie hinweg gerettet, sie hatte sich vorgestellt, die Tochter lebe im Ausland und käme vielleicht eines Tages zu Besuch.

Ihre eigene Mutter war eine "böse Frau". Als die Schwester der Patientin verstorben war, sagte die Mutter sinngemäß: "Meine einzige Tochter ist gestorben", als ob sie selbst kein Mensch sei oder nicht die Tochter ihrer Mutter. Das habe ihr sehr weh getan.

Das schlimmste Erlebnis jedoch war der Tod ihres Vaters 1974. Das zweitschlimmste Erlebnis war die Aussage ihrer Mutter, dass ihre einzige Tochter tot sei. Das war eine maximale Verletzung für sie selbst.

### Kinesiologischer Test

Bronchialkarzinom kommt mit schwachem Arm, Tod des Vaters kommt mit schwachem Arm, beide Momente kommen stark gegen Natrium chloratum D 100.000.
Testet man Bronchialkarzinom und Tod des Vaters gegeneinander, erhält man einen starken Arm.

Bedeutung:
Der nicht verkraftete Tod des Vaters scheint eine Grundlage für das entstandene Bronchialkarzinom zu sein.

**EMDR nach Shapiro**

Zunächst weint die Patientin viele Tränen, dann visualisiert sie den Tod des Vaters.
In der ersten Runde visualisiert sie das Begräbnis des Vaters. Hier kommt ein Neffe zu ihr und fragt, ob ihr Vater definitiv tot sei. Anschließend verschwimmt das Bild vollständig, so dass sie den Tod des Vaters nicht mehr sehen kann.
In der zweiten Runde visualisiert sie, wie ihre Mutter am Telefon ihr mitteilt, dass sie ihre einzige Tochter verloren habe. Nach einer Minute verschwindet auch dieses Bild vollständig und sie kann die Stimme der Mutter nur noch ganz leise hören.
In der dritten Runde visualisiert sie den Tod ihrer Tochter Carola. Zunächst weint sie auch hier viele Tränen, anschließend verschwindet das Bild vollständig.

**Kinesiologischer Nachtest**

Nach der EMDR testet das Bronchialkarzinom mit starkem Arm, "einziges Kind der Mutter" testet ebenfalls mit starkem Arm.
Bedeutung:
Die EMDR hat ihre Kränkung quasi ausgelöscht, sodass diese Kränkung nicht die Ursache für eine weitere Erkrankung werden dürfte, auch nicht für ein Rezidiv des Bronchialkarzinoms.

**Weitere Überlegungen**

Kann der Zigarettenrauch eine Rolle gespielt haben?
Die Patientin hatte jahrelang in einer Reinigung gearbeitet und dort Dämpfe inhaliert.

## Dritter Fall

**Esther, 35 Jahre alt, chronische Polyarthritis, Trauma im 2. Lebensjahr**

### Anamnese

Vor 7 Jahren erkrankte ihr Vater schwer, damals bekam sie Schmerzen in beiden Knien und Sprunggelenken. Im Jahre 2000 sah sie in einem Wachtraum, dass ihr Vater sterben würde. Obwohl sie alles tat, um das zu verhindern, konnte sie nichts unternehmen, was den Tod des Vaters aufgehalten hätte. Sie fühlte sich schuldig, da sie seinen Tod vorausgesehen hatte. Ähnlich erging es ihr auch bei der ersten Erkrankung im Jahre 1997. Im Jahre 2000 kamen zu den Knie- und Gelenkschmerzen noch Ellenbogen- und Handgelenkschmerzen hinzu. Diese Schmerzen hatten die Besonderheit zu wandern. Als wenig später ihre Mutter starb, wurden die Gelenkschmerzen noch schlimmer.

Obwohl sie den Zusammenhang zwischen psychischer Belastung und Gelenkschmerzen gut erkennen konnte, war sie machtlos dagegen und ärgerte sich, die Schmerzen nicht rasch in den Griff bekommen zu können.

### Bisherige Therapie

Akupunktur, Physiotherapie, medikamentöse Therapie so spärlich wie möglich.

### Kinesiologischer Test:

Erkrankung des Vaters und Tod des Vaters testen mit schwachem Arm, ebenso die Gelenkschmerzen. Deutlich stark unter Natrium chloratum D 5.000. Diese Medikation wird zunächst als 5 Tropfen gegeben und nach kurzer Zeit noch einmal wiederholt.

Panische Angst um das Leben des Vaters testet mit schwachem Arm, stark gegen Natrium chloratum D 10.000, das als 10 Globuli gegeben wird. Die Unfähigkeit, loszulassen, testet mit schwachem Arm, stark gegen Natrium chloratum D 5.000, das als 5 Tropfen gegeben wird.

Demut, Dinge anzunehmen, die schwer sind, testen mit schwachem Arm, stark gegen Natrium chloratum D 100.000, das als 5 Globuli gegeben wird.

Selbstwertgefühl testet mit schwachem Arm, stark gegen Natrium chloratum D 200.000, das ebenfalls als 5 Globuli gegeben wird.

Schlechtes Gewissen und Schuldgefühle testen mit schwachem Arm, stark gegen Natrium chloratum D 100.000.

### Weitere Problemkreise

Bei der Patientin fällt auf, dass ihre Pupillen nicht in der Mitte des Auges stehen, sondern etwas nach oben stehen, so dass der untere Rand der Iris regelmäßig sichtbar wird, während der obere Rand der Iris immer verdeckt bleibt. Die Augen wirken also teilweise von den Oberlidern verdeckt. Diese Position erinnert an das Bell'sche Phänomen, das beim Einschlafen beobachtet wird: Beim Schließen der Augenlider rutschen die Pupillen nach oben.

Auf genaueres Nachfragen der Patientin, welche Ursachen hierfür in Frage kämen, erscheint intuitiv ein Trauma im 1. oder 2. Lebensjahr.

### Erster kinesiologischer Test

1. Lebensjahr testet mit starkem Arm, 2. Lebensjahr mit schwachem Arm, 2. Hälfte und 7. bis 9. Monat testen schwach. Juli 1969 testet schwach, Juni und August und 1969 testet jedoch mit starkem Arm.
An ein Trauma aus dieser Zeit kann sich die Patientin nicht erinnern.

### Zweiter kinesiologischer Test

Juli 1969 testet mit schwachem Arm, hochstehende Pupillen testen mit schwachem Arm, beide Momente testen gegeneinander mit starkem Arm.
Bedeutung:
Es besteht eine Beziehung zwischen einem Ereignis im Juli 1969 und den hochstehenden Pupillen.

### Therapeutischer kinesiologischer Test

Die hochstehende Iris testet mit schwachem Arm, stark gegen Opium C 1.000, 5 Globuli. Die Ereignisse im Juli 1969 testen mit schwachem Arm, stark gegen Opium C 1.000.

### Kinesiologischer Nachtest

Juli 1969 testet stark, ebenso hochstehende Pupillen.

### Kausaler Test

Kinesiologisch wird getestet, dass vor Juli 1969 beide Pupillen in einer regelrechten Position standen.
Dieser Test legt die Vermutung nahe, dass es sich im Juli 1969 um ein schweres Trauma gehandelt hat, das ihre Augen aus der regelrechten Position herausgeschleudert hat.
Die Fortsetzung dieser Erzählung findet sich unter dem Kapitel 07 Irishochstand – ein Traumazeichen.

## Vierter Fall

**Friederike, 46 Jahre alt, therapieresistente Zosterneuralgie im Gesäßbereich seit 1993, Kränkung durch Eduard.**

### Traumaanamnese vom 17. 05. 2004

Der häufig alkoholisierte Vater hatte sie wohl als kleines Kind einmal so brutal mit dem Rücken auf ihr Bett geworfen, dass die Mutter entsetzt war. Langanhaltender Tränenfluss damals.
Ihr erster Freund Eduard hatte sie schwer gekränkt: als sie eine Trennung vorschlug, war ihm das ganz recht. Gleichzeitig forderte er das Porzellan zurück, das er ihr geschenkt hatte. Wenig später erfuhr sie von ihrer Freundin am Telefon, dass sie nun nicht mehr kommen bräuchte, da Eduard eine neue Freundin hätte und diese von ihm auch schwanger sei.
Nachdem sie ca. 20 Jahre für die Firma Sch. in verantwortlicher Position gearbeitet hatte, wurde sie von heute auf morgen mit einem miserablen Zeugnis entlassen.

### Kinesiologischer Test

Schmerzen im Gesäßbereich testen deutlich mit Schwäche. Kränkung durch Eduard, durch Firma Sch. und verletzte Liebe testen ebenfalls schwach.

### Kausaler kinesiologischer Test

Schmerzen testen schwach, Verletzungen testen schwach, gegeneinander getestet werden die Schmerzen stark bei jeder einzelnen Verletzung.

**Therapeutischer kinesiologischer Test**

Kränkung testet schwach, stark gegen Gelsemium D 10.000, D 50.000 und D 100.000. Alle Potenzen werden hier appliziert. Schmerzen testen gegen Natrium chloratum D 10.000, D 50.0000 und D 100.000. alle Potenzen werden hier verabreicht.
Nachdem Schmerzen und Kränkung völlig stabil sind, wird erneut kausal getestet.

**Zweiter kausaler kinesiologischer Test**

Schmerzen testen stark, Kränkung testet stark, gegeneinander getestet wird der Arm schwach.
Bedeutung: es besteht ein Zusammenhang zwischen Kränkung und Schmerz.

**EMDR nach Shapiro**

Ca. 10 Runden zu je 30 bis 40 Sekunden.
In den ersten Runden kommt es zu Tränen der Trauer und der Wut. Gelegentlich werden Episoden erzählt, während sich die Augen weiterhin bewegen.
Die Augenbewegungen sind zunächst eckig, in der 8., 9. und 10. Runde dann erleichtertes Gefühl, zusätzlich glatte Augenbewegungen.

**Glaubenssätze**

Die Glaubenssätze „ich muss leiden wie meine Mutter" und „ich muss einen Mann heiraten wie meinen Vater" und „ich fühle mich in meiner Liebe tief verletzt" kommen im Richtig – Falsch – System mit starkem Arm, in dem Sinne, diese Sätze sind etabliert und haben Gültigkeit.

Die heilenden Glaubenssätze
„ich kann mein Leben frei entfalten“ und
„ich fühle mich in meiner Liebe tief bestätigt“ kommen im Richtig – Falsch – System mit schwachem Arm, im Sinn von „diese Sätze haben keine Gültigkeit“.

**Umdrehung der Glaubenssätze**

Am Dünndarm 3 werden die beiden heilenden Glaubenssätze eingeklopft. Danach besteht Stabilität des Armes bei Testung der heilenden Glaubenssätze.

**Verlauf**

In den folgenden 48 Stunden sind die Schmerzen nur wenig spürbar, ca. 5 % von der Ausgangslage. Ausgezeichneter Therapieerfolg. Kränkungen der Vergangenheit sollten also noch mehrfach mit Gelsemium, Natrium chloratum und EMDR behandelt werden, falls es zu Rezidiven kommt.

## Fünfter Fall

**Tabea, 48 Jahre alt, Hyperthyreose, Tod des Ehemannes, Schilddrüsensymptomatik, iatrogenes Trauma**

### Anamnese

Tabea berichtet über eine **Schilddrüsenüberfunktion**, die sie im Rahmen der schweren Erkrankung Ihres Mannes als Episode bereits 1995/96 erlebt hatte, die sich dann wieder gelegt hatte. Jetzt ist die gleiche Problematik wieder aufgetreten, die unter Thiamazol Therapie 1 bis 2 Tbl. Tgl. gut unter Kontrolle ist. Sonografisch keine Auffälligkeiten, keine kalten oder heißen Herde, keine Vergrößerung der Schilddrüse.
Der internistische Arzt hatte ihr einen **traumatisierenden Satz** mitgegeben: **„Die Schilddrüse ist Ihr Feind, den wir bekämpfen müssen".** Dieser Satz stellt eine iatrogene Traumatisierung dar, die durchaus behandlungsbedürftig erscheint.
Ohne nachvollziehbaren Grund wurde ihr nahe gelegt, sich einer operativen Entfernung der Schilddrüse oder einer Radiojodtherapie zu unterziehen. Sie wolle jetzt bei mir eine zweite Meinung einholen.
Beim Gespräch über den Tod des Mannes erschien als Hauptproblem die Einstellung, nun für zwei Menschen gleichzeitig arbeiten zu müssen, die Verantwortung tragen zu müssen, wobei ihr **Pflichtgefühl** sie in die Überlastung treibt. Diese Überlastung wird durch die Schilddrüsenüberfunktion „kompensiert" oder aufgefangen, die jetzt mehr verbrennt, um mehr Energie zur Verfügung zu stellen. Der Kompensationsvorgang erscheint durchaus stimmig.

**Neigung zur Perfektion und Verantwortungsbewusstsein** bringen sie so in eine Art Spagatstellung, die irgendwann in die Dekompensation führen würde.

Homöopathisch kommt **Aurum metallicum**, das metallische Gold in Frage, wegen „Last, die Verantwortung zu tragen", Blutandrang zum Kopf, Herzklopfen, Schriftähnlichkeit von erheblichem Ausmaß (5 Vergleichs – Schriften von H. V. Müller), und dem Drang, unbedingt goldene Ohrringe zu benötigen.

### Kinesiologischer Test

Themen: Schilddrüsenfunktion, Tod des Mannes, traumatisierender Satz.
**Kinesiologisch** besteht der Zusammenhang zwischen Tod des Mannes F. und der Schilddrüsenüberfunktion. **Aurum metallicum D 1000** hilft gegen beide Komponenten. Da die Wirkung nur bei 95 % liegt, wird zusätzlich Jodum getestet. **Jodum D 200** kommt sehr gut bei Schilddrüsenüberfunktion, aber auch bei „Tod des Mannes".
Schließlich testen wir Opium D 200 und D 1000 gegen den traumatisierenden „Glaubenssatz". Da es nicht ausreichend kommt, ebenso wenig wie Aconit C 30,
D 200 und D 1000, wird gegen EMDR getestet, das gut kommt.

### Trauma – Entkoppelung nach Shapiro, modifiziert nach Klinghardt.

Linker Arm auf dem Sonnengeflecht, rechte Hand klopft LG 19 und 21, Konzentration auf den Satz, gleichzeitig waagrechte Augenbewegungen. 3 Durchgänge.
Nach dem ersten: Nachdenklichkeit. Nach dem zweiten: flaues Gefühl im Magen. Dann registriert sie die Aufschrift auf einer alten Orangenkiste in meinem Besprechungszimmer Ori d'Italia: Gold aus Italien, und bekommt einen Lachanfall. Dritter Durchgang: Nach 30 Sekunden hat sich alles, Arzt und Satz, in Luft aufgelöst, und sie lacht nur noch. Der Alptraum ist zu Ende.

### Kinesiologischer Nachtest

Nach Einnahme von 1 Tbl. Aurum met. D 1000: Der Satz löst keine Schwäche mehr aus, der Tod und die Schilddrüsenüberfunktion ebenfalls nicht mehr. Der Arm ist sehr stark.

## Sechster Fall

**Ebrahim, 42 Jahre alt, Heuschnupfen, Enteignung**

### Anamnese vom 19.12.2002

Seit 25 Jahren Heuschnupfen mit erheblicher Nasensekretion und Müdigkeit. Unter homöopathischer Therapie bisher deutliche Besserung, jedoch keine Ausheilung.

### Trauma Anamnese

Verfolgung im Iran, ca. 1978-81
Enteignung im Iran, vor dem Studium, ca. 1975

### Kinesiologischer Test

Verfolgung testet: Arm schwach
Enteignung testet: Arm schwach
Allergie, Heuschnupfen testet: Arm schwach

### Kausale Testung:

Verfolgung testet gegen Heuschnupfen: Arm schwach.
Bedeutung: kein kausaler Zusammenhang
Enteignung testet gegen Heuschnupfen: Arm stark
Bedeutung: Enteignung ist kausaler Faktor für den Heuschnupfen.

## EMDR nach Shapiro

Enttraumatisierung am 19.12.02 (Enteignung).

### Kinesiologischer Nachtest

Allergie testet: Arm stark
Enteignung testet: Arm stark

**Ergebnis:**

Im Jahre 2003 ca. 3 Tage milde Sekretion ohne Müdigkeit. Allerdings war parallel zu der Enttraumatisierung auch eine Eigenblutinjektionstherapie von zweiter Seite erfolgt, sodass der therapeutische, ausgezeichnete Erfolg evtl. auch beiden Methoden zuzuschreiben ist.

## Siebter Fall

### Redigundis, Mammakarzinom, Tod des Vaters, Karzinophobie

#### Traumaanamnese vom 03. 03. 2003

Die 42 Jahre alte Redigundis berichtet, ihr Vater war 42 jährig am Kehlkopfkarzinom verstorben, sie war damals 20 Jahre alt.

Damals hatte sie eine furchtbare Angst bekommen, dass sie ebenfalls in so jungen Jahren wie ihr Vater an einem Krebs versterben könnte. (Karzinophobie mit unbewusster zwanghafter Krankheits- oder Todesimitation) – Tatsächlich hatte sie im Juni 2002 ihren 42. Geburtstag, im Juli 2002 tastete sie dann erstmals ihren eigenen Brustknoten linksseitig.

1989 war sie aus der DDR geflüchtet, hatte die Neiße durchschwommen, hatte Angst, ob sie im Westen eine Existenz finden könnte. Unsicherheit. War damals auch verantwortlich für ihren 8 jährigen Sohn.
2001 Trennung vom Ehepartner: Bisher hatte sie immer den Partner verlassen, jetzt wurde sie plötzlich verlassen. „Heftiges, schmerzhaftes" Ereignis.
Seit der Brust – Erkrankung plötzlich emotionale Distanz zum Sohn Henning verspürt, die sie sehr belastet. Henning ist 23 Jahre alt.

#### Kinesiologischer Test

Traumata kommen mit schwachem Arm:
Tod des Vaters sehr schwach, zerbrochene Partnerschaft sehr schwach. (jeweils ca. 30%).
Traumata Flucht mäßige Armschwäche, Henning: mäßige Armschwäche (jeweils ca. 60%).
Mammakarzinom linksseitig: ausgeprägte Armschwäche (30%).

**Kausale Testung**

Mammakarzinom links gegen Tod des Vaters: Arm stark!!!
Zerbrochene Partnerschaft gegen Mammakarzinom: Arm stark.
Bedeutung: kausaler Zusammenhang besteht.

**Homöopathische Enttraumatisierung**

Mammakarzinom gegen Natrium chloratum D 10.000 kommt besser als D 1.000
Arm stark. Mit Einklopftechnik mental appliziert.

**EMDR nach Shapiro vom 05. 03. 2003**

12 Runden mit waagrechten Augenbewegungen.

Nach drei Runden:
Bild zunächst noch sehr scharf. Starke emotionale Belastung. Den Tränen nahe.
Bild: sie sieht, wie der Vater im Sarg von Sanitätern hinausgefahren wird. Lautes metallenes Geklapper. Gasgeruch. Emotional: Angst, Schreck, Trauer, Schock, Handlungsunfähigkeit.

Nach fünf Runden:
Sie bekommt Kontakt zu ihrer Mutter und ihren beiden Schwestern. Sie empfindet Trost in der Gruppe. Gefühl: etwas leichter (10%).

Nach sieben Runden:
Sie hat das plötzliche Bedürfnis, sich ihrem Sohn im Kindergarten zuzuwenden, holt ihn ab, drückt ihn an sich. Gedanke: der Vater kann sich jetzt nie mehr um Dich kümmern, was er bisher ausgiebig und liebevoll getan hatte. Trost durch das Kind.

Nach neun Runden:
Sie sieht das Bild auf dem Friedhof, die Mutter bricht physisch zusammen und muss von Umstehenden aufgehoben und gestützt werden. Eine furchtbar belastendes Bild. Den Tränen nahe.

Nach elf Runden:
Bild: Sie sieht jetzt nur noch verschwommene Konturen des Bildes im Haus. Sie kann nur mit enormer Konzentration das Bild überhaupt herholen. Die Konturen sind unschärfer, das Bild ist verschwommener, die Farben verblassen, und das Bild rückt immer weiter weg. Emotional: deutlich leichter.

Nach 12 Runden:
Bild: Sie sieht nur noch ein Bild „ohne Kennung", es gibt es zwar noch, aber es löst keine Gefühle mehr in ihr aus. Sie ist den emotionalen Ballast im Moment so weit los, dass sie ihn auch mit Anstrengung nicht so recht herholen kann. Gefühl: Erleichterung, kann wieder tief durchatmen, sie könnte die Geschichte jetzt sehr viel souveräner erzählen, ohne Tränen und ohne zu stocken oder im emotionalen Schock festzuhängen.

### Kinesiologischer Nachtest

Mammakarzinom, Tod des Vaters testen mit sehr starkem Arm (130%), zerbrochene Partnerschaft mit leicht geschwächtem Arm (90%).

### Zweite EMDR vom 6.03.2003

Die Patientin konzentriert sich auf die Situation, in der ihr Mann das entscheidende Gespräch begann mit „ich muss mit dir reden".
Sie stellte die klassische Musik von Vivaldi ab und musste mit anhören, dass der Lebensgefährte (8 Jahre harmonisches Zusammensein) ihr mitteilte, dass er am Rosenmontag eine andere Frau kennen gelernt hatte, bei der er bleiben möchte.

Nach dem Schock und der schweren Kränkung hatte sie versucht, rationale Argumente für eine Weiterführung des Lebens gemeinsam hervorzubringen, auf die er aber nicht einging.

Nach den ersten drei Runden:
Das Bild ist scharf, die Emotionen Schock, Kränkung, Wut, Angst vor dem Alleinsein überwiegen.

Nach der fünften Runde:
Es entsteht das Gefühl der Stimmigkeit, dass alles wohl so sein müsse und für ihren Mann richtig sei, wenn er mit ihr nicht zusammen leben könne.

Nach der siebten Runde:
Der Mann ist fast verschwunden, sie kann seine Stimme kaum noch hören, Erleichterungsgefühl

Nach der achten Runde:
Mann weiterhin weit weg, Gefühl der Harmonie, sie sieht die Situation wie vor dem Gespräch, in Harmonie mit Musik und Stimmigkeit.

Rückblick: beim Ansehen des Mannes hat sie keine schmerzlichen Gefühle mehr.

**Kinesiologischer Nachtest**

(nachdem zu Beginn der Sitzung alles wie am Tage zuvor getestet worden war und weitgehend stabil war):
Mamma Karzinom links: Arm stark.
Tod des Vaters: Arm stark.
Verlassen werden durch den Partner: Arm stabil.
Zusammenfassend kann man sagen, dass das Trauma Tod des Vaters etwa 90 – 95% an Gewicht besitzt, der Bruch der Beziehung etwa 5 – 10 %. Dies lässt sich aus der Intensität der Armschwäche in etwa abschätzen.
Keine weitere EMDR Sitzung mehr geplant.

## Achter Fall

**Christian, 55 Jahe alt, Prostatitis, ProstataCa, Tod der Mutter, Unfall**

### Anamnese vom 20.11.2002

Christian kommt am 20. 11. 2002 wegen erhöhter PSA – Werte, die auf eine Prostatitis oder ein Prostata Karzinom hinweisen können.
Der Urologe hatte nach einem normalen Wert im Juli 2002 von 3,7 im Oktober 2002 einen Anstieg auf 8,0 gesehen (n=0-4), hatte vor einer weiteren Diagnostik zu einer Kontrolle im Dezember (5,3) und im Februar 2003 (3,6) geraten. Falls der Wert unter 4,0 bleibe, wäre er zufrieden und eine weitere Diagnostik könne entfallen.
Im November (20.11.) dann erste, im Dezember zweite Behandlung mit EMDR und homöopathischer Enttraumatisierung mit Natrium chloratum D 1000 und Opium D 200 im wöchentlichen Wechsel.

### Trauma – Anamnese, kinesiologischer Test

Tod der Mutter 1971: Arm schwach.
Unfall 1982 mit Sprunggelenkszertrümmerung: Arm schwach.

### Kausale Testung

Tod der Mutter testet gegen ProstataCa: Arm stark
Unfall 1982 testet gegen ProstataCa: Arm stark.
Bedeutung: beide Traumata haben eine Beziehung zur jetzigen Prostatastörung.

### Homöopathische Enttraumatisierung

Tod der Mutter testet gegen Natrium chloratum D 1.000: Arm stabil,
Unfall testet gegen Opium D 200: Arm stabil

### Therapie

Natrium chloratum D 1.000 jede 2. Woche 5 Globuli,
Opium D 200, jede 2. Woche 5 Globuli im Wechsel.
Am 26. 02. 2003 war der PSA Wert erfreulicherweise wieder auf unter vier, nämlich 3,6 gefallen. Somit ergibt sich kein Anhalt mehr für ein Prostata Karzinom. Eine Kontrolle nach 6 und 12 Monaten erscheint ausreichend zu sein.

### Kinesiologischer Nachtest

Beim kinesiologischen Nachtest der Traumata Tod der Mutter und Verkehrsunfall testen beide Stichworte mit stabilem Arm! Die Traumata haben „ausgetraumt", sozusagen. Keine weitere Einnahme von Nat mur und Opium erforderlich.

## Neunter Fall

### Forsythia, 33 Jahre alt, vegetative Stigmatisation, Todesangst

### Traumaanamnese vom 13.06. 2003

Forsythia wurde viele Jahre von ihrem eigenen Ehemann A. bedroht.
Aus diesem Grunde gerate sie bereits in Spannung, wenn sie nur den Namen A. hört. Außerdem bekommt sie Herzklopfen und einen stockenden Atem.

### EMDR

Zunächst sieht sie das Bild, wie ihr Mann in einem mittelblauen Wagen sitzt, sein Gesicht ist von Hass verzerrt, der Motor heult auf, er will sie an den Zaun fahren und sie umbringen. Das Gefühl ist Todesangst, extreme Beklemmung und Bedrohung.
Nach der **ersten Runde** ist das Bild etwas verschwommen, das Auto ist weg, A. steht jetzt mit verzerrtem Gesicht vor ihr. Immer noch Angst, aber keine Todesangst. Starke innere Spannung.
Nach der **dritten Runde** spürte sie, wie A. ihren Kopf mit seiner Hand in ihrem Nacken gegen den Asphalt drückt. Große Angst, starke Beklemmung. Nackenschmerzen beginnen sich zu melden.
Nach der **vierten Runde** spürt sie noch die Hand im Nacken.
Nach der fünften Runde ist die Hand verschwunden. Jetzt sieht sie sich plötzlich im Badezimmer, wie A. sie gegen die Badewanne wirft. Nach der **nächsten Runde** kann sie nur noch den Arm erkennen, der Körper von A. ist verschwunden. Angst von Gewalt und das Gefühl der Beklemmung dominieren.
In der **nächsten Runde** ist der Arm verschwunden und sie verspürt wieder den Arm im Nacken.

In der **nächsten Runde** ist die Hand im Nacken wieder weg, sie sieht jetzt A. mit einem Motorradhelm vor sich, den er bedrohlich gegen ihren eigenen Kopf zu schwingt.
Gefühl der Bedrohlichkeit.
Nach der **nächsten Runde** ist der Helm von A. fast verschwunden., die Körperkonturen lösen sich an der Wand auf.
In der **nächsten Runde** sind die Konturen mit der Wand des Zimmers fast völlig verschwunden, dafür sind jetzt die Buchstaben A – X – X – X groß und deutlich an der Wand zu sehen und beängstigen sie.
Nach der **nächsten Runde** sind die Buchstaben ebenfalls verschwommen, sodass nur noch das X übrig bleibt, das auch demnächst verschwindet.
Jetzt ist von A. nichts mehr übrig, Sie lacht befreit auf, die Hände sind warm, der Nackenschmerz ist völlig verschwunden, sie spürt aber, dass sie gerade noch Spannung gehabt hatte. Die Spannung ist jetzt nicht mehr nachvollziehbar, völlig entspannt.

**Kinesiologischer Nachtest**

Vorher: Angst vor A. – Arm schwach.
**Nachtest**
Angst vor A. – Arm stark, A. testet: Arm stark.
Keine vegetative Reaktion beim Stichwort A.!
**Ergebnis**
Nachtest am 14.06.03: alles stabil, Keine vegetativen Reaktionen mehr zu spüren.
Brief vom 30. 09. 2005: alles stabil, kaum Erinnerung an die alte Zeit oder Angst.
„Seit dem Du mich enttraumatisiert hast, habe ich kaum noch Erinnerung an die frühere Zeit, natürlich nur privat“.

## Zehnter Fall

### Fiona, 50 Jahre alt, Jähzorn, Geburt des Bruders

### Zugang

Eine Nachbarin Fiona kommt zu mir, weil sie immer wieder ausrastet, weil sie jähzornig ist und sich dann nicht beherrschen kann.

### Anamnese vom 31. Mai 2003

Häufig wird sie durch alle möglichen Kleinigkeiten zornig und jähzornig. Es reicht schon, wenn zwei Menschen sich gut verstehen, um in eine Eifersuchtskrise zu kommen und die Verbindung sofort zu zerstören. Am liebsten würde sie dann einen Gegenstand durch die Gegend werfen und ihn zertrümmern. Dabei fühlt sie sich dann wohl. Während des Zornausbruches lacht sie wohl auch mitunter. Wo das wohl herkäme, und was man unternehmen könnte. Sie habe das schon als Kind gehabt, jetzt, Samstag Abend gegen 21 Uhr, sei die Zeit gekommen, endlich dagegen etwas zu unternehmen.
Hauptsymptom: Ungeduld, heftiger Zorn.
Ich teste gegen Chamomilla D 30 und gegen Colocynthis D 6, beides kommt gleich gut. Chamomilla D 30, 3 Tbl. pro Woche, Colocynthis D 6, 4 Tabletten pro Woche.

### Kinesiologischer Test

Woher aber kommt der Zorn? Ich teste die Lebensjahre aus, das zweite Lebensjahr kommt schwach. Wann sind ihre Geschwister geboren? Als sie 2½ war, kam ihr Bruder G. zur Welt, „endlich ein Junge, ein Thronfolger", nach zwei älteren und später einer jüngeren Schwester. Aha, damals ist sie also vom Thron abgesetzt worden, musste als Küchenmagd dienen, immer alles ausleeren, weil die ältere Schwester dazu zu fein war.

### Kinesiologischer Test

Jähzorn testet: Arm schwach.
Geburt des Bruders G. testet: Arm sehr schwach.
Jähzorn testet gegen Geburt des Bruders: Arm stark.
Bedeutung: es besteht ein Zusammenhang.
Geburt des Bruders testet gegen Chamomilla D 30: Arm stark. Gegen Colocynthis D 6: Arm stark. Gegen Opium C 1000: Arm stark.

Therapie: Opium C 1000, 5 Gobuli hier.

### Kinesiologischer Nachtest

Jähzorn testet: Arm stark, Geburt des Bruders testet: Arm stark. „Wirkt Opium so schnell???" fragt Fiona erstaunt. Ja, das tut es.

### Anschließend EMDR

Sie stellt sich „Geburt des Bruders" vor, das Bild ist von später, er sitzt auf seinem Topf auf der Straße und verrichtet dort seine Notdurft.
Während der ersten Minute springt sie mit ihren Augen – wie fast alle Kandidaten übrigens – von ganz rechts außen zur Mitte zurück, als ob „rechts außen" das Trauma jeweils sitzen würde. In der zweiten Minute kann sie dem Finger nun endlich folgen, ich gebe noch einmal das Stichwort „Geburt des Bruders", die Augen wandern jetzt vollständig ihre Strecke ab, und die Sitzung ist nach 2 Minuten beendet.

# 09. Wichtige Überlegungen und Aussagen zur Enttraumatisierung

## Übersicht

# 09 Wichtige Überlegungen und Aussagen zur EMDR

## 09.1 Begründung, warum immer das erste traumatische Erlebnis bearbeitet werden muss.

Das erste Erlebnis ist immer prägend, daher muss dieses Erlebnis gelöscht werden. Zur Demonstration wird ein biographischer Ausschnitt von Frau Elisabeth Kübler-Ross gebracht.

Während eines Seminars auf Hawaii kam es zu einer Indiskretion, zur Begegnung mit einem extrem geizigen Direktor, zur Kränkung. Als sie nach dem Osterhasen gefragt wurde, flippte sie aus und ihre Kindheitsgeschichte mit Identitätskrise brach sich Bahn.

Geiz bei Männern brachte sie in Rage, Geiz bei Frauen ergab eine indifferente Reaktion. Eindringen in die Privatsphäre war unerträglich. Das Stichwort Osterhase brachte den Durchbruch der kindlichen Identitätskrise:

Elisabeth war Drillingsschwester von zwei identisch aussehenden Mädchen, fiel als Dritte häufig heraus, konnte in der Schule nur im Kollektiv benotet werden und erlebte bis zum 17. Lebensjahr mit ihren beiden Zwillingsschwestern Eva und Erika eine vollkommene Austauschbarkeit. Die einzige Identität ihrer Kindheit waren ihre Hasen, die sie erkennen konnten.
Der geizige Vater hatte in größeren Abständen Appetit auf einen Hasenbraten. Elisabeth musste damals ein Opfer aus ihrer Hasenschar aussuchen, es zum Metzger tragen, dort schlachten lassen und dann wieder zurückbringen. Die Eltern verstanden nicht, warum ihr das Mittagessen nicht schmeckte. Hasentod war identisch mit Tod der Identität.

Die Schwierigkeiten mit der Identität ging so weit, dass eines der drei Mädchen am Samstag zweimal gebadet wurde, eines aber gar nicht, da die Eltern auch nicht in der Lage waren, die Mädchen zu unterscheiden.

Der geizige Direktor, der seinen Schülerinnen nicht verraten hatte, dass er ihre Zimmer in den Ferien vermieten würden, hatten also alles liegen und stehen lassen, sodass man als Besucher gewissermaßen in das Herz der Kinder sehen konnte. Der Geiz des Direktors korrespondierte also mit dem Geiz des Vaters, und so konnte die Wut gegen den Vater, die sie immer bestens versteckt und unterdrückt hatte, sich über diese Resonanz endlich Luft verschaffen. Damals dachte sie, noch einen Cent für ein Papier oder einen Bleistift, und ich bringe diesen geizigen Direktor um. Sie kochte vor Wut, und so kam das Drama mit dem Kaninchen, das sie opfern musste, ans Tageslicht. Zusätzliche Hilfe für das Ausbrechen des emotionalen Vulkans war, dass das Seminar an Ostern stattgefunden hatte, und ihre Kolleginnen bei der Rückkehr gefragt hatten, wie das denn mit dem Osterhasen gewesen wäre.

Diese Kombination, die Resonanz zum Vater über den Direktor und die Resonanz des eigenen Kaninchens mit dem Osterhasen brachten also die emotionale Eiterbeule zum Platzen.

An diesem Beispiel konnte ich erkennen, wie die Wut einer erwachsenen Frau aufgelöst werden kann. Man sucht nach der ersten Wut im Leben der Patientin.

Falls man diese Wut finden kann, kommt man zur Auflösung mit homöopathischen Mitteln – oder natürlich auch mit der Erkenntnis, dass die Wut von damals heute keine Bedeutung mehr hat – die philosophische Lösung.

Bei Wut und Zorn würde man an die Mittel Natrium chloratum D 100 Mio., Cicuta virosa D 1000, Colocynthis D 1000 und Chamomilla D unendlich denken.

## 09.2 Die philosophische Auflösung

Falls ich also zum ersten Ereignis einer psychischen Störung vorgedrungen bin, wäre eine Möglichkeit den Patienten zu fragen, ob seine Wut ihm selbst oder der Welt nützt. Natürlich nützt sie niemandem. Und nun die Frage, ob diese Wut ihm selbst oder der Welt schadet? Der Welt wohl kaum, aber ihm selbst? Auf jeden Fall. Jede Wut, jeder Hass, jeder Rachegedanke in uns blockiert einen großen Teil unserer psychischen Energie, bindet sie ab, weil wir ihr ja nicht nachgeben konnten oder können, und statt sie auszuleben, könnten wir in die Nutzlosigkeit gehen und sie wegen fehlendem Nutzen auflösen.

Die Erkenntnis würde man dann so formulieren:
Wenn meine Wut nur mir selbst schadet und niemandem nützt, dann kann ich sie ohne Bedauern und vollständig aufgeben.

## 09.3 Die Gefühlstabelle

Für die verschiedenen Gefühle habe ich eine Tabelle zusammengestellt, die die wichtigsten homöopathischen Mittel für unsere Gefühle und Gefühlsstörungen zeigt.

| Mittel | Indikation |
|---|---|
| Acidum nitricum D unendlich | Ablehnung |
| Acidum phos. D 1000 | chronische Verliebtheit, Liebeskummer |
| Aconit D 1000 | Angst, Todesangst |
| Argentum nitricum D 1000 | Angst, Lampenfieber |
| Arsenicum album D 100 Mio. | alle Ängste |
| Aurainterferenz D 100 Mio. | Schutz vor Fremdeinflüssen |
| Barium carbonicum D 30 + Sil., Anac. D 30 | Selbstwertstörung + Minderwertigkeitsgefühl |
| Bryonia D 100.000 | Geiz, materielles Denken |
| Caladium D 100 Mio. | Gefühl der Hilflosigkeit |
| Capsicum D 30 | Heimweh |
| Causticum D 1000 | Verletztes Gerechtigkeitsgefühl |
| Chamomilla D 1000 | Zorn |
| Cicuta virosa D 1000 | Hass |
| Coffea D 100 Mio. | Freude schwächt, Beredsamkeit, Gedankenkarussell |
| Colocynthis D 1000 | Wut, Zorn, Ischias |
| Dumortierit D 30 | Gefühl der Heimatlosigkeit |
| Familienaufstellung D 1000 | Familienkonflikte, Generationskonflikte |
| Horoskopverschiebung D 30 | Pechvogel |

| | |
|---|---|
| Hyoscyamus D 30 | Wahnsinn, Eifersucht, mentale Einengung |
| Ignatia D 1000 | Liebeskummer, Kummer, Kränkung |
| Kalium phosphoricum D unendlich | tiefsitzende Angst |
| kleiner Bär sc D unendlich | Depression, Lebensüberdruss |
| Lachesis D 30 | Eifersucht, Neid |
| Lachesis D 300.000 | Freude an Machtspielchen, Mobbing |
| Medulla ossis D 30 + Yucca Schidigera D 1000 | Schwäche der Vitalität + Erschöpfung |
| Natrium chloratum D 100 Mio. | Trauer, Verlust, Hass |
| Opium C 1000 | Folge von Schock und Schreck, Gefühl von Schmerzlosigkeit |
| Palladium D 100 Mio. | Gefühl, alleine gelassen zu sein |
| Phosphorus D 1000 | Schock, Schreckhaftigkeit |
| Platinum metallicum D 1000 | Arroganz, Ignoranz, Angst vor Spritzen |
| Pulsatilla D 1000 | Gefühl, nicht nein sagen zu können, Entscheidungsunfähgkeit |
| Rosenthaleffekt D 30 | Gefühl, nicht genügend Platz für die eigene Entwicklung zu haben |
| Sepia D 1000 | Überforderung |
| Silicea D 1000 | Angst vor Spritzen, spitzen Gegenständen |
| Stannum metallicum D 1000 | Gefühl von Schwäche |
| Stramonium D 30 | Wildheit, Klammern, Verlangen nach Licht, Gefühl, verraten und verkauft zu sein |
| Tuberculinum KOCH alt D 200 | Schamgefühl |
| Türkis D 100 Mio. | Folgen von Schock |
| Zeugung D 100 Mio. | Korrektur einer unglücklichen Zeugung |

## 09.4 Zusammenfassung der Vorträge vom 10.04.2002

### Fachtagung zum Thema am 10. 04. 2002 in Freiburg

### Erste Referentin Frau Dr. Michaela Huber, Psychologische Psychotherapeutin, Privatpraxis in Kassel

Der Beginn der Forschung der traumatischen Störungen erfolgte etwa 1968, als in den USA etwa eine Million traumatisierte Soldaten aus Vietnam zur Behandlung anstanden.

Die Traumasymptome sind folgende:
Durcheinandersein, Ohnmacht, emotionales Chaos, „nichts mehr spüren", Flut von Bildern, Einordnung gestört, gefolgt von nicht mehr wissen.

Unerträgliches Abgespaltenwerden. Später kommt es dann zu einer Neu-Inszenierung alter Traumata. Häufig auch verbunden mit Essstörungen, Schlafstörungen, Schreckhaftigkeit und Schmerzzuständen. Dieser traumatische Stress hat zur Folge, dass die Hirnentwicklung negativ beeinflusst wird: Die ursprünglich im Überfluss gebildeten Nervenzellen und Synapsen werden rarefiziert, es kommt zu einem Verlust von Neuronen, zu einem kleineren Cerebrum und zu einem kleineren Corpus callosum. Mithin zu einer negativen Auswirkung auf die kognitive und psychosoziale Entwicklung. Häufig sind die Ursachen für diese Störungen Kindesmisshandlung und Vernachlässigung, häufig auch sexueller Missbrauch.

Nach der Traumatisierung bleibt zwar die Beziehung zu den Eltern bestehen, sie wird jedoch mit Angst und Misstrauen besetzt. Später bestehen Beziehungsprobleme im Erwachsenenalter.

Einteilung:

| | |
|---|---|
| Cluster B: | Flash back, Erinnerungsfragmente |
| Cluster C: | Einschränkung, Restriktion, Vermeidungsverhalten, vor allem von allen Dingen, die an das Trauma erinnern, z. B. Angst vor Männern, Angst vor der Nacht, Angst vor Kleidungsstücken etc. |
| Cluster D: | Übererregbarkeit, „von Null auf Hundert", dauerhafte Symptome wie Panikgefühle und andere Zustände, die während des Traumas aufgetreten waren. |

Normalerweise nehmen diese Symptome innerhalb von einem Monat bis drei Monaten spontan ab, eine begleitende Psychotherapie verbessert diesen Index kaum.

Als Traumafolgen kommen erstens eine Externalisierung in Frage, das heißt Reaktionen mit explosiver Wut, Selbstverletzungen, Suizidversuchen aus Selbsthass und antisoziales Verhalten.

Zweitens kommt auch eine Internalisierung als Reaktionsweg in Frage, hier vor allem bei Frauen: Depression, dissoziative Störungen, Angst, Verletzungen, um sich selbst zu spüren, Trennungsängste. Später erscheinen dann Bindungsstörung, Verhaltensstörung, auch eine erhöhte Bereitschaft, die eigenen Kinder zu misshandeln.

Unter kognitiven Störungen wird eine Lernstörung verstanden, die zu schlechten schulischen Leistungen führt. Zur Reaktion der Internalisierung gehört auch Alkohol- und Drogenmissbrauch.

Nach einem Mordfall (Zeuge) kommt es zu 100 %, nach Misshandlung in 50 % aller Fälle zu einer psychotraumatischen Belastungsstörung. 30 bis 40 % aller Kinder nach Misshandlung entwickeln Symptome. Im körperlichen Bereich wird hier eine höhere Infektionsrate bzw. eine chronische Erkältungsneigung gefunden (Erklärung: Neuroimmunologische Schwächung). Bei Kriegsveteranen waren auch noch 40 Jahre nach Beendigung des Krieges bei 50 % aller Traumatisierten Symptome vorhanden. Nach einer Vergewaltigung entwickeln 75 % aller Frauen bzw. auch Männer Symptome.

Risikofaktoren für eine psychotraumatische Belastungssituation: **Vorher** geringe soziale Unterstützung, Schicksalsschläge, Armut der Eltern, vorherige Misshandlungen, genetisch positive Familiengeschichte psychischer Störungen. **Nachher** mangelnde Anerkennung des Trauma durch andere, sekundärer Stress durch Schulwechsel oder Umzug, Angst vor dem Täter, finanzielle Probleme.

**Während des Trauma:** Länge, Ausmaß, Intensität und Wiederholung des Trauma, subjektives Bedrohungsgefühl mit Todesangst.

Unter Dissoziation versteht man, dass der Patient sich gleichzeitig als Opfer, Beobachter und Täter fühlt. Vor allem die Identifikation mit dem Aggressor ist therapeutisch problematisch und führt bei dem Betroffenen zu einem sadistisch-quälenden Persönlichkeitsanteil, gelegentlich auch zur Freude an der Macht über Leben und Tod (Todesengel).

## Traumabehandlung

A: Basics: Keine weitere Traumatisierungen, Aufbau vertrauensvoller Beziehungen.

B: Stabilisierung: Affektkontrolle, Ressourcen suchen, soziales Netz aufbauen, Selbstfürsorglichkeit fördern, Konfliktfähigkeit fördern

C: Distanzierung vom Traumamaterial: Imagination wie „sicherer Ort, Tresor, Bildschirmtechnik"

D: Durcharbeiten des Traumas durch Exposition: Bildschirmtechnik

E: Integration, Trauerarbeit, Wiederanknüpfen

**Zweiter Referent: Dr. Ulrich Frommberger, Chefarzt der Klinik „An der Lindenhöhe" in Offenburg, Facharzt für Psychiatrie, Psychotherapie und Psychotherapeutische Medizin**

**Thema:**
**Folgen schwerer Traumatisierungen:**
**Symptomatik, Diagnose und Therapie posttraumatischer Belastungsstörungen**

Therapeuten werden ebenfalls traumatisiert, z. B. Helfer, Polizisten und Feuerwehrleute bei Unfällen. Als Beispiel wurde genannt, wenn ein Polizist eine abgetrennte Kinderhand in eine Tüte verpacken muss. Bei zwei Millionen Autounfällen pro Jahr kommt es in Deutschland zu etwa 8.000 Toten, wobei sowohl Angehörige, Verwandte, Beteiligte und Helfer potentiell traumatisiert werden. Aus dem Tierexperiment ist bekannt, dass auch hier frühkindliche Traumatisierungen stattfinden, z. B. wenn ein Rattenkind drei Stunden von seiner Mutter getrennt ist, reagiert es lebenslänglich stärker auf Stress. Es gibt eine sogenannte biochemische und physiologische Narbe im vegetativen Nervensystem.

1888 nannte Oppenheim eine Traumatisierung eine traumatische Neurose, 1895 erkannte Strümpell eine besondere Form von Begehrensvorstellung als pathologisch bzw. als posttraumatische Neurose, 1980 entstand der Begriff des posttraumatischen Stress-Syndroms.

Bei dieser Traumatisierung sind alle Sinnesqualitäten betroffen. Insbesondere entsteht ein Trauma dann, wenn es um die Angst oder den Verlust von körperlicher Integrität geht, von dem Glauben an die eigene Unverletzbarkeit, um den Glauben an die Unverletzlichkeit von anderen Personen, von dem Vertrauen in sich und in die anderen.

Die Aussage, „die Welt ist seither anders geworden", lässt auf eine schwere Traumatisierung schließen.

Die traumatische Erfahrung ist übermächtig und zu viel, folglich muss sie verdrängt werden.

**Einteilung der Traumata**

| | |
|---|---|
| Typ-I-Trauma: | kurz, plötzlich, unerwartet,<br>die Prognose ist günstig. |
| Typ-II-Trauma: | chronisch, quälend, vorsätzliche Verletzung,<br>die Prognose ist in 40% schlecht<br>(dauerhafter Schaden) |

**Definition von Traumata**

1. Lebensgefahr, Furcht, Hilflosigkeit und Entsetzen
2. Ständiges Wiedererleben in der Erinnerung, im Traum, in einer Handlung oder in einer Symbolhandlung
3. Beständiges Vermeiden von Reizen, die mit dem Trauma in Verbindung stehen – Gedanken, eingeschränkte Aktivitäten bis hin zur Aufgabe von Interessen, Abstumpfen der Gefühle, Rückzug aus dem Leben
4. Beständige Schlafstörungen, Wutausbrüche, Konzentrationsstörungen, Schreckhaftigkeit
5. Dauer der Symptome länger als einen Monat
6. Soziale und berufliche Auswirkungen

Zu den Symptomen des psychotraumatischen Belastungstraumas:
Zwangsstörung, Depressionen, generalisierte Angststörung, Phobie, Panikstörung, Substanzmissbrauch, Persönlichkeitsstörung, Dissoziation.

Aus der Epidemiologie ist bekannt, dass von allen Traumata die Vergewaltigungen zwar nur mit 5,5 % und die Misshandlungen in der Kindheit nur mit 4 % angegeben werden, dass das Auftreten von Störungen bei Vergewaltigungen jedoch in 55 % und bei kindlichen Misshandlungen 35 % beträgt. Umgekehrt verhält es sich bei Unfällen, die 19,4 % aller Traumatisierten angeben, eine Störung hieraus entwickelt sich jedoch nur in 7,6 %. Vergleicht man die psychotraumatische Belastungssituation mit der Präferenz von einem Prozent Schizophrenie, 3 % Diabetes mellitus, 5 bis 10 % Depressionen, ist die psychotraumatische Belastungssituation mit 8 % relativ hoch. Bei 2 bis 8 % der Bevölkerung muss also eine psychotraumatische Belastungssituation angenommen werden. 9 Monate bis 6 Jahre nach dem Trauma haben noch 40 % der Patienten Symptome, unabhängig von der Behandlungsstrategie.

Unter sekundärer Traumatisierung versteht man die Abwertung durch Angehörige in dem Sinne von Kommentaren „glaube ich nicht, war sicherlich nicht so schlimm, kann gar nicht sein, Du übertreibst“. Diese Fehlwahrnehmung der Umgebung führt zu einer insgesamt achtmal höheren Suizidrate als bei Nichttraumatisierten.

### Therapie

1. Aufbau einer sicheren Umgebung, Schutz vor Verletzungen schaffen, Bezugspersonen aktivieren.
2. Notfall-Fluchtplan einrichten:
   Geld und Auto zur Verfügung stellen
3. Behandlung der physischen Vernachlässigung, der Selbstverletzung, die Folge von Ignorierung, Verleugnung, mangelndem Selbstwertgefühl und dem Schuldgefühl des Überlebenden entsteht.
4. Sollte das Konzept des Opfers zu seiner Symptomati besprochen werden.
5. Pharmakotherapie ist indiziert, wenn der Patient nicht reden möchte. Hierbei eignet sich ausschließlich ein Serotonin-Wiederaufnahme-Hemmer wie Fluoxetin, in Deutschland das einzige Präparat Paroxetin. In den USA ist auch Zoloft zugelassen. Thiazepine sind sehr viel schlechter geeignet, daher sollten sie höchstens eine Woche lang gegeben werden.
6. Im Rahmen einer Fokussierung wird das Trauma oft wiederholt und wieder erzählt, bis die begleitende Erregung nachlässt. Durch die Habituation werden die Symptome reduziert.

**Dritter Referent: Dr. Arne Hofmann, Facharzt für psychotherapeutische und innere Medizin, Leiter des EMDR-Institutes Deutschland in Bergisch-Gladbach**

**Thema:**
**Das EMDR-Modell in der Behandlung von Folgen psychischer Traumatisierungen**

Zu den Traumata, die zu einer psychotraumatischen Belastungsstörung (PTBS) führen, gehören Extremsituationen bei Unfällen, Naturkatastrophen, Gewalt, Folter, sexuelle Gewalt und der Tod einer geliebten Person. Jeweils sind Kinder wesentlich sensibler als Erwachsene, denen der Schutzmechanismus der Hirnrinde noch fehlt.

Unter **Symptomatik** versteht man eindringliche Erinnerungsfragmente, die auf visueller, affektiver, taktiler, olfaktorischer und auditiver Intrusion beruht. Die **D-Symptomati**k wird in D 1 unterteilt, Erinnerungslücken und in D 2 – Übererregungssymptome. Hierzu gehört auch aggressives Verhalten.

Die PTBS bei Kindern erfüllt selten alle ICD-Kriterien, sie haben schnell wechselnde Symptome, häufig versteckte Symptome, als andere Gruppen von Symptomen, die Lernen und Verhalten betreffen. Das Krankheitskriterium ist die Beeinträchtigung des Alltagslebens.

**Physiologie**
Der Mandelkern, Amygdala und das Seepferdchen, Hippocampus, bilden das limbische System. Durch eine Traumatisierung ergibt es funktionelle, jedoch keine anatomischen Veränderungen im Gehirn: Der Mandelkern entscheidet über wichtig oder unwichtig, bei Lebensbedrohung kommt es zu einer Übererregung des Mandelkerns mit einer gehemmten Informationsver-

arbeitung und Informationsweiterleitung. Während normalerweise der Mandelkern die Informationen an den Hippocampus weiterleitet, der Planung und Integration mit dem Großhirn verbindet, kommt es nach einer Traumatisierung zu einer verminderten Informationsweiterleitung des Mandelkerns, so dass hier der Mandelkern über den Hypothalamus ins vegetative Nervensystem den Stress weitergibt. Das Bild für den Hippocampus ist ein Archiv mit zahlreichen Aufnahmen, wo Informationen kategorisch gespeichert werden, ohne dass Einzelheiten dazugehören. Informationen werden hier über Jahre archiviert und gespeichert.

Was ist im Gehirn eines PTBS Patienten anders als bei einem nicht traumatisierten Patienten?
Das Selbstwertgefühl ist abgeschwächt, das Broca-Areal ist blockiert (zuständig für die Wortfindung), die Informationsverarbeitung ist gestört. Der Herzschlag ändert sich, der Cortisol Stoffwechsel ist geändert, die Erregbarkeit erhöht. Spielt man einem traumatisierten Patienten ein Tonband des traumatisierenden Geschehens vor, wird das Gehirnareal „Insula", zuständig für die Körpererinnerung und der Mandelkern, das wichtigste Informationszentrum, aktiviert. Andererseits wird das Broca Areal unterdrückt, was die Sprachlosigkeit nach einem Trauma erklären könnte. Hierzu gibt es das erste Beispiel bereits in Homers Odyssee, als ein Kundschafter von der Zauberin Kirke zurückkehrt und berichtet, dass alle Gefährten spurlos verschwunden seien bzw. in Schweine verwandelt worden waren. Im Vortrag wurde hier ein Beispiel angeführt, bei einer türkischen Patientin mit einer Lebenskrise war im Frontalhirn das Areal unterdrückt worden, das die emotionale Intelligenz repräsentiert. Nach Abschluss der Therapie wird erwartet, dass der äußerste Rand des Frontallappens wieder aktiv wird.

Absolute Kontraindikation für EMDR:
Psychotisches Erleben, akute Suizidalität, anhaltender Täterkontakt.

Relative Kontraindikationen:
Instabile Personen, Affektprobleme.

Der behandelnde Arzt muss also wissen, wie die Notausgänge des Patienten verwendet werden, trinkt er, hungert er oder schneidet er. Im Jahre 1989 erlebte die Psychiaterin Shapiro bei sich selbst eine spontane Besserung ihres Psychotraumas, weil sie feststellte, dass sie bestimmte Augenbewegungen durchgeführt hatte, während sie an ihr Trauma dachte. Aus dieser Erkenntnis heraus wurde die Therapie geboren, die darin besteht, das Psychotrauma zu memorieren und gleichzeitig waagerechte Augenbewegungen durchzuführen. Entsprechend wurde die Therapie Eye Movement Desensitization and Reprocessing genannt, abgekürzt EMDR.

Fall eines Polizisten: Ein Polizist war von Jugendlichen mit einer Eisenstange geschlagen worden, nur das rechtzeitige Eintreffen eines Kollegen verhinderte, dass er totgeschlagen wurde. Ein Jahr zuvor war er bereits zusammengeschlagen worden.

In der therapeutischen Sitzung wurde er gebeten, das Trauma mit einer Skala zwischen 0 und 10 zu beziffern, wobei 10 bedeutet „schlimmstmögliche Reaktion", 0 bedeutet, „es war alles schrecklich, aber ich leide nicht mehr". Bei dieser Skala wählte der Polizist die 8. Die Therapie begann, das erste Bild wurde vorgegeben, nämlich das Psychotrauma. Danach kam es zu den Bildern „Schlag auf den Nacken" mit taktilen Erinnerungen, danach kam es zu dem Gefühl der Angst, danach zu einem Ausweichen auf eine Sommerwiese, danach wieder Angst in abgeschwächter Form.

In der Folge der gleichen Sitzung kam es nach und nach zu einer Beruhigung, so dass nach der Sitzung die Angstintensität mit 5 beim Denken an das Psychotrauma angegeben wurde. Am nächsten Tag konnte der Polizist bereits alleine die Wohnung verlassen, vorher hatte er panische Angst, das Haus zu verlassen, um eine Pizza zu essen. Als er einen Jugendlichen neben sich erblickte, wurde es ihm zwar flau im Magen, er konnte jedoch weiter essen. Nach 6 Jahren kam es zu einer Nachbeobachtung, wobei sich herausstellte, dass die Störung vollständig behoben war. Interessanterweise lag genau der Jugendliche im Krankenhaus auf der Intensivstation neben ihm, der ihn fast zu Tode geprügelt hätte. Hier muss man anmerken, dass auch das Hospital einen deutlich traumatisierenden Einfluss nehmen kann, der teils vermeidbar ist, teils natürlich auch unvermeidlich erscheint.

Der nächste Fall trug die Überschrift: „Die Überfallene".
Eine Frau, die in einer Gruppensitzung allergrößte Unruhe und Unzufriedenheit im Team und auch auf der Station verursachte, wurde zu einer EMDR Sitzung geholt. Das Schlimmste, an das sie sich erinnerte, war die rote Blutlache auf dem weißen Hemd ihres Lebenspartners, die sich langsam ausbreitete. Bei diesem Überfall war ein Mordkommando in die Wohnung der Frau geschickt worden, wobei ihr Mann sofort erschossen wurde, ihr wurde die Hand schwer verletzt und nur, weil sie für tot gehalten wurde, überlebte sie. Nach 30 Minuten Augenbewegungen kam es dazu, dass der rote Fleck auf dem weißen Hemd einfach verblasste. Am nächsten Morgen berichtete bereits die Krankengymnastin, dass es zu einer tiefgreifenden Besserung gekommen war.

## 09.5 Wissenschaftliche Anerkennung seit 2014

Link = https://psylex.de/stoerung/ptbs/emdr/

**EMDR = Eye Movement Desensitization and Reprocessing hilft**

13.10.2014 Ein gemeinsames Forschungsprojekt zweier Universitäten konnte zeigen, dass eine innovative Behandlung, bei der die Augenbewegung beeinflusst wird, die Symptome von posttraumatischer Belastungsstörung bei Traumapatienten zu mindern vermag.

Dr. Chris Lee von der Murdoch University und der Professor für klinische Psychologie Dr. Pim Cuijpers von der VU Universität Amsterdam haben einen Forschungspreis für ihre Arbeit von der Eye Movement Desensitization and Reprocessing International Association (EMDRIA) für ihre Arbeit erhalten.

**EMDR**
Eye Movement Desensitization and Reprocessing (deutsch: Desensibilisierung und Wiederaufarbeitung durch Augenbewegungen) – abgekürzt EMDR wurde ursprünglich von Francine Shapiro für die Behandlung von psychotraumatisierten Patienten entwickelt.
Die Behandlung mit der Augenbewegungs - Desensibilisierung erfordert, dass sich der Patient auf sein Trauma konzentriert, während der Therapeut dafür sorgt, dass sich die Augen rhythmisch bewegen. Lee und Dr. Cuijpers analysierten die Daten von 26 früheren Studien mit insgesamt 849 Teilnehmern zu dieser einzigartigen Form der Psychotherapie.
„Patienten, bei denen diese Augenbewegungstherapie eingesetzt wurde, zeigten größere Verbesserungen bezüglich der PTBS-Symptome als Personen, die ohne EMDR behandelt wurden“, sagte Lee.

„Und wir stellten in Laborstudien fest, dass das Erinnern an die traumatisierenden Erlebnisse – während die Augen rhythmisch bewegt wurden – Lebendigkeit/Lebhaftigkeit (des Erlebten), Angst und Distress reduzierte, die mit den traumatischen Erinnerungen verbunden waren."
Ihre Forschungsstudie „A meta-analysis of the contribution of eye movement in processing emotional memories" ist in der Zeitschrift Journal of Behavior Therapy and Experimental Psychiatry herausgegeben worden.

## 09.6 EMDR bei PTBS: Nun in Deutschland als Behandlungsmethode anerkannt

20.10.2014
Der Gemeinsame Bundesausschuss (Unterausschuss Psychotherapie) hat nun beschlossen die Eye Movement Desensitization and Reprocessing (EMDR) als Behandlungsmethode in Deutschland zuzulassen.

Damit wird den gesetzlich Versicherten mit einer posttraumatischen Belastungsstörung ermöglicht, diese innovative Behandlungsmethode im Rahmen eines umfassenden Therapiekonzepts (Tiefenpsychologische Psychotherapie, Psychoanalyse, Verhaltenstherapie) in Anspruch zu nehmen.
Der Vorsitzende des Psychotherapie-Unterausschusses Harald Deisler dazu: „Der Nutzen der EMDR bei der Behandlung von Erwachsenen mit PTBS erwies sich im Bewertungsverfahren des G-BA als wissenschaftlich belegt".
Der Gemeinsame Bundesausschuss ist das „oberste Beschlussgremium der gemeinsamen Selbstverwaltung der Ärzte, Zahnärzte, Psychotherapeuten, Krankenhäuser und Krankenkassen in Deutschland" und bewertet Behandlungsformen, ob sie medizinisch notwendig, wirtschaftlich und für Kranke einen wissenschaftlich belegten Nutzen darstellen. Anschließend entscheidet das Bundesministerium für Gesundheit, ob etwas zu beanstanden ist. Normalerweise treten solche Beschlüsse auch in Kraft.

## 09.7 EMDR geht auch ohne Augenbewegungen

30.03.2017
Die Augen müssen nicht wandern - EMDR-Traumatherapie funktioniert auch mit festem Fokus

Berlin, März 2017 – Den Fingern des Therapeuten mit den Augen folgen: Diese Therapieform ist seit den 1980er Jahren Bestandteil der so genannten EMDR-Therapie zur Behandlung einer posttraumatischen Belastungsstörung. Schließlich steht das Kürzel EMDR für „Eye Movement Desensitization and Reprocessing", zu Deutsch: Desensibilisierung und Aufarbeitung mithilfe von Augenbewegungen. Eine aktuelle Studie deutet nun jedoch darauf hin, dass der Erfolg der Therapie nicht davon abhängt, dass die Augen sich tatsächlich bewegen. Wie die Deutsche Gesellschaft für Psychosomatische Medizin und Ärztliche Psychotherapie (DGPM) betont, wirft das Ergebnis Fragen zum Mechanismus der Therapie auf.

„Es reicht offenbar aus, wenn der Patient sich auf einen unbewegten Punkt konzentriert", sagt Professor Dr. med. Martin Sack von der Abteilung Psychosomatische Medizin und Psychotherapie am Klinikum Rechts der Isar in München, der die Studie geleitet hat. Die EMDR-Methode wurde Ende der 1980er Jahre von der amerikanischen Psychologin Dr. Francine Shapiro für die Traumatherapie entwickelt. Sie hatte bei sich selbst beobachtet, dass fokussierte Augenbewegungen Erleichterung bringen können, wenn die Gedanken um schwere Probleme kreisen. Die EMDR gestaltete sie dann gezielt als Expositionstherapie, bei der ein Patient das traumatische Geschehen in Gedanken noch einmal wachruft. Während er sich der belastenden Erinnerung stellt, richtet er seine Aufmerksamkeit aber zugleich auf die Hand des Therapeuten, die sich hin und her bewegt.

Bei ruhig gehaltenem Kopf werden seine Augen so zu gerichteten Bewegungen animiert.

In der aktuellen Studie wurden insgesamt 139 Patienten mit posttraumatischer Belastungsstörung (PTBS) behandelt. Die Therapeuten folgten dabei entweder dem klassischen EMDR-Konzept mit Handbewegungen, oder sie wandelten es leicht ab und hielten die Hand still. Patienten einer dritten Gruppe wurden nur zur gedanklichen Exposition aufgefordert, ohne dass ihnen ein spezieller optischer Fokus angeboten wurde. Bei der Auswertung zeigte sich, dass alle drei Behandlungsgruppen von der Therapie, die bis zu acht Sitzungen umfasste, profitierten: PTBS Symptome wie unfreiwillige Rückblenden (Flashbacks), Schlafstörungen, Konzentrationsprobleme, Unruhe und Angstzustände hatten am Ende der Therapiephase deutlich abgenommen. Der positive Effekt war bei den beiden Gruppen, die einen externen Fokus angeboten bekommen hatten, wesentlich stärker ausgeprägt als bei der Gruppe ohne Fokus. „Überraschend war jedoch, dass es keinen zusätzlichen Nutzen brachte, wenn der Therapeut die Hand bewegte", sagt Studienleiter Professor Sack. Das lasse darauf schließen, dass es für den Therapieerfolg nicht entscheidend sei, dass die Augen sich bewegten.
Einer verbreiteten Theorie zur EMDR zufolge führen die Augenbewegungen dazu, dass das Gehirn bilateral stimuliert wird – dass also beide Gehirnhälften zugleich angesprochen und vernetzt werden. (...) Die Ergebnisse deuteten vielmehr darauf hin, dass der therapeutische Effekt auf der geteilten Aufmerksamkeit beruhe. Womöglich lasse sie das traumatisierende Geschehen in den Hintergrund treten, nehme ihm seine dominierende Stellung und ermögliche es, eine schützende Distanz aufzubauen. Es sei denkbar, dass auf diese Weise eine Umbewertung der traumatischen Situation stattfinde.

*Quelle: M. Sack et al.: A Comparison of Dual Attention, Eye Movements, and Exposure Only during Eye Movement Desensitization and Reprocessing for Posttraumatic Stress Disorder: Results from a Randomized Clinical Trial Psychother Psychosom 2016;85:357-365 DOI: 10.1159/000447671*

# 10 Besonderheiten bei der Enttraumatisierungstechnik

**Alphatechnik**
Fall 14, Traumata und Besetzungen, S. 111
Fall 20, Angststörung, S. 143
Fall 32, S. 196
Fall 35, S. 204

Unter Alphatechnik verstehe ich das Wechseln der Ebenen, man geht mental in die vierte Dimension, in die telepathische Ebene, um sich von dort aus das Konturenmännchen und die Aura des Patienten vorzustellen. Genauere Anweisungen in meinem Buch Alphatechniken in der Praxis.

**Fotodokumentation vom Irishochstand**
Fall 21, S. 156

In einer Reihe von Fällen gelingt es, vor der Therapie die Augenposition = den Irishochstand fotografisch festzuhalten, und nach der Therapie die normale, mittige Stellung der Iris zu dokumentieren. Es ist eine der wenigen Möglichkeiten, Effekte der Psychotherapie und der EMDR zu objektivieren.

**Fragetechnik**
Fall 12: wann gab es das Gefühl das erste Mal? S. 105
Fall 29: Flugangst entsteht im 1. SS – Drittel, S. 185

**Händedrucktest, Verstorbene ins Licht führen**
Fall 14, Traumata und Besetzungen, S. 111

**Klopftechnik nach Klinghardt**

Fall 41, S. 225

Hierbei wird an den Akupunkturpunkten Lenkergefäß 19 und 21 (Scheitelmitte) und an den Punkten Gallenblase 14 (über den Augenbrauen) gleichzeitig geklopft und das einzugebende Mittel laut ausgesprochen.

**Kreativität**

Fall 12, Erfindung neuer Mittel, hier: Kleinkariertheit D 30, Abnabelung D 30. S. 105

Fall 14, Geburtshoroskop D 30, Zeugung D 100 Mio. Herzenssonne D unendlich,

volle Entfaltung D 100 Mio., S. 111

In manchen Fällen ist es eine gute Methode, auf die Homöo – Symptomologie zurückzugreifen und die Symptome selbst zu potenzieren, wie Zahnschmerzen D 30.

Falls wir also sehen, dass die Kleinkariertheit zu unerträglichen Abneigungsgefühlen führt, können wir die Kleinkariertheit direkt potenzieren und kinesiologisch testen, ob sie passt.

Falls wir noch Hemmungen haben oder die Phantasie noch nicht die richtige Flughöhe erreicht hat, können wir uns hier den Intuitions Komplex Z einstreichen und für eine Befeuerung der Intuition sorgen.

**Lieblingsfarbe und Schrift nach H. V. Müller**

Fall 19, Tuberculinum, S. 132

Fall 37, Natrium arsenicosum, S. 210

Fall 50, Cuprum metallicum Schrift, S. 253

H.V. Müller hat ein sehr genaues System von Lieblingsfarbe und Schrift entworfen, das hier teilweise genutzt wird, um ein Konstitutionsmittel zu finden. Literatur: Die Farbe zur Auffindung des Simillimum, 3 Bände, Haug – Verlag.

**mentale Applikation von Mitteln**
Fall 20, S. 143
Applikation von homöopathischen Mitteln per Alphatechnik, also nur über die eigene Vorstellung.

**mentaler Test**
Fall 26, S. 175

Unter mentalem Test verstehen wir bei EMDR Sitzungen, dass der Patient sich nach der Sitzung noch einmal die traumatische Situation vor das innere Auge ruft und seine Geschichte noch einmal erzählt. Falls er dabei einen großen Abstand gewonnen hat, kommt es nicht mehr zu vegetativen Reaktionen wie vor der Therapie, als der Patient seine Geschichte das erste Mal erzählte. Der Patient wird also am emotionalen Erfolg der Sitzung direkt beteiligt.

**NLP, neurolinguistisches Programmieren**
Fall 31, S. 191
um einen traumatischen Inhalt zu entschärfen, kann man ihn auf eine Melodie singen lassen. Das verzerrt dann das Trauma so weit, dass es oft zu Lachanfällen kommt. Unter dem Lachen kollabiert das Trauma.

**Nystagmus bei der EMDR – Sitzung**
Fall 14, Traumata und Besetzungen, S. 111

Zu Beginn einer Sitzung hat der Patient zuckende Augenbewegungen, die an einen Nystagmus (Augenzuckungen) erinnern. Diese lassen im Zuge der EMDR meistens nach, bis sie ganz verschwinden. Es sieht so aus, als ob das Auge das Zentrum des Traumas überspringen wollte.

**Papierschnitzel am Daumenballen**
Fall 29, S. 185

Wollen wir eine Information an einen Patienten weitergeben, kann man jenseits von allen wissenschaftlichen Erkenntnissen eine Information auf ein Stück weißes Papier schreiben und dieses zwischen Daumen und Zeigefinger schieben, sodass der Text ganz bedeckt ist.
Falls Sie dann eine Klopftechnik nach Klinghardt anwenden, wird die Information über die Haut aufgenommen (statt wie sonst über das Ohr, oder über die Zunge bei Globuli).

**Runde**
Eine Runde meint ca. 40 Sekunden mit Augenbewegungen, dann Pause, kurze Befragung: was siehst Du, was fühlst du? Und dann kommt die nächste Runde.

**Sehgal Methode**
Fall 20, S. 143
Martha, heftigste Angststörung, Psychose

Mandanlal L. Sehgal, indischer Homöopath, der nur die Geist- und Gemütssymptome der Gegenwart für die Mittelfindung heranzieht und alle körperlichen Symptome außer Acht lässt. Literatur: Eva Lang, die Sehgal Methode, 3 Bände, Eva Lang Verlag.

**Stirnstrich**
Fall 20, S. 143
Mit einem Strich über die Stirne einmal bei offenen, einmal bei geschlossenen Augen, kann man alle homöopathischen Mittel einstreichen.

**Surrogattherapie**
Fall 15, S. 117
Für Verstorbene, aber auch für abwesende Personen, zu denen eine enge Beziehung besteht, kann man dem Patienten stellvertretend die Mittel einstreichen.

**Symptomlosigkeit, fehlende Erinnerung an ein Trauma, Therapielokalisation**
Fall 32, S. 196
Über den kinesiologischen Test und die Zeitschiene kann man auch an Informationen gelangen, die dem Patienten nicht mehr bewusst sind, die aber im Unbewussten des Patienten genau gespeichert sind.

**Trauma – Prophylaxe, Voraus – Enttraumatisierung**
Fall 17, S.127 / Fall 18, S. 130

**Umklopftechnik am Dünndarm 3, Beseitigung von hinderlichen Glaubenssätzen**
Fall 4, S. 46 / Fall 54, S. 269

Hierbei klopft man an der Kreuzungsstelle von oberster Handlinie und Handkante auf den Akupunkturpunkt Dünndarm 3 und spricht dabei den befreienden Glaubenssatz, zum Beispiel „Ich bin groß und prächtig".

**Umschreibung einer Biografie, Umschreibung nach Zeeden und Kuby**
Fall 16, S. 121

# 11. Literaturverzeichnis


Hofmann, Arne
EMDR – Therapie der posttraumatischen Belastungsstörung,
Thieme-Verlag 2002

Klinghardt, Dietrich
Lehrbuch der Psycho - Kinesiologie, Bauer-Verlag, 1984

Kornerup und Wanscher
Farblexikon, Fall 19

Kuby, Clemens
Aufbruch in die nächste Dimension, Fall 16

Müller, H.V.
die Lieblingsfarbe zur Auffindung des Simillimums,
Haug Verlag

Schroyens, Synthesis, Fall 19

Shapiro, Francine,
EMDR, mehrere Bücher, 1991

Zeeden, Heinrich,
Alphatechniken in der Praxis, 2021

Zeeden,
Abenteuer Homöopathie, Band 1 bis 5,
ctv Verlag, Lübeck, Fall 29

zur Linden, von,
Blick durchs Prisma, Fall 34

# 12 – FÄLLE mit EMDR

**Inhaltsverzeichnis der Fälle / Tabelle: Fälle 01 bis 54**

| Nr. | S. | Name | Symptom/Diagnose | Ursache, Gefühl | Mittel |
|---|---|---|---|---|---|
| 16 | 121 | Theresia | Tod der Oma<br>viele Todesfälle | Schock | Opium C 1000<br>Aconit D ∞ |
| 17 | 127 | Henriette | Abschied von der Mutter | Abschiedsschmerz | Aconit D unendlich |
| 18 | 130 | Clara | Abschied vom Hund | Abschiedsschmerz | Stramonium<br>Natrium chloratum |
| 19 | 132 | Renata | Selbstverachtung, Verlegenheit, Schamgefühl | Scham, gestörtes Selbstwertgefühl | Tuberculinum<br>Staphisagria,<br>Ignatia,<br>Arsenicum jodatum |
| 20 | 143 | Martha | Angststörung | Angst, Fehlgeburt | Viele Mittel |
| 21 | 156 | Hans | Extreme Spannung | Tetanus Impfung | Tetanus Toxin<br>Hyosc. D 30 |
| 22 | 165 | Rosemarie | Hilflosigkeit | Ablehnung, Hassgefühle | |
| 23 | 167 | Johanna | Ovarial Karzinom | Verlust des Freundes | Natrium chloratum |
| 24 | 169 | Hermine | Rheumatismus | Demütigung | Staphisagria |
| 25 | 173 | Lara | Brustkrebs | Tod der Tochter | Natrium chloratum |
| 26 | 175 | Stefanie | Depression | Drei Todesfälle | Natrium chlor D 10.000 |
| 27 | 179 | Ute | Wirbelsäulenschmerzen | Falsche Beschuldigung | Natrium chlor D 10.000 |
| 28 | 182 | Natalie | Angst, Panik, Hysterie | Kopfverletzung, Missbrauch | Aconit D 1000 |
| 29 | 185 | Birgit | Kränkung, Demütigung, Wut, Zorn, Abschied | Alte Abschiede | Ac. phos. D 1000 |
| 30 | 189 | Manuela | Bruskrebs | Wut, Zorn, Frustration, Kränkung | Keine Mittel |

| Nr. | S. | Name | Symptom/Diagnose | Ursache, Gefühl | Mittel |
|---|---|---|---|---|---|
| 31 | 191 | Theodora | Eingeschränkte Wahrnehmungsfähigkeit | Kränkung | Kein Mittel |
| 32 | 196 | Doris | Schlag auf den Hinterkopf, Kränkung | Kopfschmerzen, Kränkung | Opium C 200 |
| 33 | 198 | Ottokar | Trennungstrauma | „Diebstahl seiner Frau" | Staphisagria |
| 34 | 200 | Jana | Trauer | Suizidversuch der Eltern | Arsen, Opium |
| 35 | 204 | Titania | Angst um die Tochter | Herzschmerzen | EMDR |
| 36 | 208 | Norbert | Morbus Bechterew, Gelenkschmerzen | OP-Trauma | Opium D 1 Mio. |
| 37 | 210 | Nora | Schocks | Multiple Todesfälle | Nat. ars. D 1000 |
| 38 | 215 | Niels | Schuppenflechte, Rückenschmerzen | Multiple Schocks | |
| 39 | 218 | Gerlinde | Orientierungslosigkeit, Trauer | Tod des Sohnes | EMDR |
| 40 | 222 | Nicola | Chronische Polyarthritis | Demütigung durch die Schwester | |
| 41 | 225 | Hannelore | Depressionen, Appetitlosigkeit, Gewichtsabnahme | Heimweh | Capsicum D 12 |
| 42 | 228 | Monika | Arterielle Hypertonie | Überlastung | EMDR |
| 43 | 230 | Christa | Suizidalität | Bedrohung | |
| 44 | 232 | Annemarie | therapieresistente Hypertonie | Angst zu sterben | |

| Nr. | S. | Name | Symptom/Diagnose | Ursache, Gefühl | Mittel |
|---|---|---|---|---|---|
| 45 | 234 | Annette | Enttäuschungen durch die Mutter | negatives Elternbild | EMDR |
| 46 | 236 | Tanja | Angst | Tod des Opa | EMDR |
| 47 | 238 | Meier | Depressionen | Tod der Ehefrau | Nat mur D 5.000 |
| 48 | 244 | Soraya | Kränkung im Beruf | Akute Depression | |
| 49 | 248 | Denise | Diabetes mellitus | Schockfolge | Phosphor D 1000 |
| 50 | 253 | Draculina | Starkes Schwitzen | Annahme, sie hätte den Vater umgebracht | Ignatia D 1000 bis D 200 Mio. |
| 51 | 259 | Hanna | Husten über 60 Jahre | Trauma der Schreie der Verschickten | Opium D 100.000 |
| 52 | 263 | Fiona | Fibromyalgie | Demütigung | Viele Mittel |
| 53 | 267 | Elisabeth | Nasenschleimhaut-schwellung | Tod des Vaters | |
| 54 | 269 | Ruth | Adipositas | Konfliktsituation | Viele Mittel |

# 12 – Fälle mit Enttraumatisierung

## Fall 11 – Irishochstand, Maskentrauma

### Beispiel für eine Enttraumatisierung mit Trauma Komplex Z und ohne EMDR

#### Anamnese vom 12.04.2022

Am 12. 04. 2022 besucht mich Xenia in der Zweigpraxis in Weidenau. Nach mehreren Telefonaten und Mails waren wir uns schon fernmündlich sympathisch geworden.

Als Heilpraktikerin übt sie die Kunst der Reflexzonentherapie nach Marquardt aus, arbeitet also bei den Patienten sehr körpernahe. Hier spürt sie, dass sie nicht genügend geschützt ist, um gegen negative Felder von Patienten gewappnet zu sein.

Sie hatte einen angeborenen grauen Star rechtsseitig, der operativ beseitigt werden konnte. Dennoch spürt sie die verschiedenen Sehfähigkeiten ihrer beiden Augen. Zusätzlich hatte sie vor Jahren einen Morbus Basedow mit einem ausgeprägten Exophthalmus. Da der Fettkörper hinter dem linken Auge weiterhin geschwollen blieb, bekam sie eine Bestrahlung hinter das linke Auge. Seither ist das Auge nicht mehr prominent oder hervorstehend.

#### Trauma

Bei einer Operation – der des rechten Auges – wurde eine Äthermaske verwendet, an die sie sich noch wie mit einem Flashback erinnert. Diese Maske hatte sie traumatisiert. Entsprechend hatte sie eine kräftige Verschiebung ihrer Augen: Die Iris wurde fast zur Hälfte vom Oberlid bedeckt, während man unterhalb der Iris „das Weiße", die Sklera (die Lederhaut) sehen konnte. Das war ein sehr deutliches Zeichen für eine Traumatisierung.

Für die Schutzmechanismen fand ich diese Mittel:
Schutz Komplex Z,
Erdung D 30,
Lipid Ausleitungs Komplex Z,
Strahlenschutz Komplex Z und
Selbstsicherheits Komplex Z.

Für die Augenposition / das Trauma fand ich den
Trauma Komplex Z

**Therapie:**

Alle Mittel wurden per Stirnstrich eingegeben.

**Wirkung:**

die linke Gesichtshälfte hat begonnen zu arbeiten, das Pulsieren ist weniger geworden.
Das Trauma Äthermaske konnte kinesiologisch nicht mehr nachgewiesen werden.

**Verlauf**

Zum Verlauf erhalte ich diese Mail am 27.08.2023:
Lieber Heinrich,
Nachdem ich angefangen hatte die Mittel einzunehmen hat sich einiges getan. Die (für mich) schlimme Erinnerung an die Äthermaske und das damit verbundene Gefühl, zu wenig Luft zu bekommen hat sich vollständig aufgelöst! Durch die Einnahme der verschiedenen Globuli habe ich außerdem den Eindruck, dass ich insgesamt stabiler und widerstandsfähiger gegenüber verschiedenen Belastungen bin, worüber ich sehr dankbar bin. Ganz herzlichen Dank an dieser Stelle noch mal.
Liebe Grüße Xenia

## Fall 12 – Wut, Zorn, Kränkung

Auf einer Autofahrt zwischen Baden-Baden und Bad Soden - Salmünster ergab sich die Möglichkeit, eine Enttraumatisierung nach Shapiro durchzuführen bzw. nach der modifizierten Methode nach Zeeden mit homöopathischen Mitteln und ohne Augenbewegungen.

### Traumaanamnese

Die 48 Jahre alte Heilpraktikerin Clara erzählte mir schon am frühen Morgen, wie belastend, ärgerlich und widersinnig sie eine SMS von ihrem Mann Viktor empfand, weil sie eine so unglaubliche Ungerechtigkeit beinhaltete. Er schrieb: »Die Telefonrechnung ist diesen Monat 10 Euro mehr als im letzten Monat.« Dabei telefonierte sie als Heilpraktikerin immer dienstlich. Was hatte er denn daran nur herumzukritisieren? Als sie das Thema das dritte Mal angeschnitten hatte, bemerkte ich, dass es tief in ihr rumorte, und fragte sie, ob wir alles auflösen sollten. Die Antwort war ein klares Ja.

Ich fragte sie, ob sie sich vorstellen könnte, wie wir vorgehen könnten. Nein, bei sich selbst wisse sie nie, wie der rote Faden verliefe. Also fragte ich sie, wie stark ihr Gefühl des Ärgers wäre, Skala = 10. Und wann hatte sie sich das erste Mal in ihrem Leben so heftig und kräftig über ihren Mann geärgert? Nach kurzer Pause kam es hoch: »Das war schon sehr lange her, meine Kinder waren zwei und vier Jahre alt.

Viktor war eine Woche dienstlich unterwegs gewesen und kam am Wochenende nach Hause. Ich freute mich, dass ich nach einer Woche der alleinigen Kinderbetreuung endlich Entlastung erhalten würde. Leider kam Viktor herein und sagte: ‚Ich muss erst mal zum Sport', holte seine Tasche und weg war er.«

Es stellte sich eine abgrundtiefe Enttäuschung ein, das Gefühl, alleingelassen zu werden, denn die erhoffte Unterstützung war nun blitzartig ausgeblieben. So stand sie also wieder alleine da mit ihren Kindern.

Diese uralte Episode hatte schwere Blessuren im Vertrauensverhältnis zu ihrem Mann hinterlassen. Ich fragte sie, welche Gefühle sie damals gehabt hätte, als sie am Wochenende plötzlich ganz alleine mit den Kindern dastand.

**Therapie**

Als Erstes kam ihr die Kleinkariertheit in den Sinn. Wegen 10 Euro mehr an Telefonkosten machte er so einen Zirkus! Also, das erste Mittel war Kleinkariertheit D 30. Das löste bereits einen befreienden Lachanfall bei ihr aus. Dann kamen Wut, unterdrückte Wut, Zorn, Hass, für die wir die Mittel
Lycopodium D 1000,
Chamomilla D unendlich,
Colocynthis D 1000 und
Cicuta virosa D 1000
fanden.

Genau genommen gab es auch das Gefühl der Demütigung, hierfür gab ich
Ignatia D unendlich und
Staphisagria D unendlich.
Schließlich kamen wir noch auf die verbale Gewalttätigkeit zu sprechen, hierfür fanden wir Stramonium D 100 Mio. und Hyoscyamus D 100 Mio.
Und zusätzlich gaben wir noch die Abnabelung D 30.

### Wirkung

Nachdem sie alle Mittel bei sich eingestrichen hatte, versank sie fünf Minuten in der inneren Ruhe. Danach wachte sie wieder auf, und wir machten den mentalen Test.
Was fühlte sie, wenn sie an die SMS dächte? Ja, plötzlich war es ihr ziemlich egal, was ihr Mann da durch die Gegend sendete.
Und die Enttäuschung, als er sich vor langer Zeit absetzte, statt sich um sie oder die Kinder zu kümmern? Auch diese Begebenheit ging ihr jetzt an einem interessanten Organ vorbei. Der Ärger war aufgelöst, und die Sonne schien wieder hinter den verdüsternden Wolken hervor.

### Überlegungen zum Fall

Der Ärger wegen einer Lappalie, einer SMS, einer kleinkarierten Bemerkung, hat häufig tiefere Ursachen, wenn er nicht so schnell vergeht, wie es dem Anlass entsprechen würde. Aus diesem Grunde wurde an der Gefühlsschiene in die Vergangenheit gegangen mit der Frage: Wann gab es dieses Gefühl das erste Mal?

Kann man das Ursprungstrauma oder die Situation, die das erste Mal den Ärger ausgelöst hat, auflösen, so kollabiert der Ärger auch für die Zukunft und man reagiert das nächste Mal auf kleine Ärgernisse mit Gelassenheit.

## Fall 13 – Irishochstand, Selbstwertstörung durch vermeintliche Totgeburt

### Anamnese vom 20.04.2017

Die 41 Jahre alte Esther berichtete, dass ihr 17 Jahre alter Sohn Florian mit einer Nabelschnurumschlingung zur Welt gekommen sei und dass er »fast tot« gewesen wäre, als er geboren wurde. Er trinke zu wenig. Er hätte raue Haut mit leichter Brauntönung am linken Handrücken im Bereich des Daumens und des Zeigefingers. Der Befund sah aus wie ein Muttermal. Er habe auch mehrere Leberflecke am Rücken. Alles sah unverdächtig aus, kinesiologisch kamen alle Befunde mit starkem Arm, im Sinne von »keine Pathologie«.

Die Augenposition fiel mir auf: Florian hatte einen Irishochstand, sodass das »Weiße«, die Sklera, zwischen Irisunterrand und Unterlid zu sehen war. Ich erzählte, dass dieses Phänomen auf ein Trauma hinweise.

Der rechte Mundwinkel war etwas eingerissen, was den Verdacht auf einen Vitamin-B12-Mangel aufkommen ließ. 4 bis 5 x im Jahr hatte er eine Nasennebenhöhlenentzündung mit Mittelohrentzündung. Er sei sehr windempfindlich.

In der Sklera des rechten Auges gab es einen kleinen rosa Fleck, ca. 1 bis 2 mm Durchmesser, der einem Hämangiom entspricht (das wurde außerhalb diagnostiziert).
Kinesiologisch wurde das Hämangiom als harmlos getestet, anscheinend war kein Wachstum zu befürchten, da es keine Strahlung gab, die das Wachstum anregen würde.

Auf die Nachfrage, ob Florian sich an ein Trauma erinnerte, bejahte er es. Sein bester Freund hatte sich bei einer Schlägerei gegen ihn gestellt. Er fühlte sich damals »verraten und verkauft«.

### Kinesiologischer Test

Für die Nasennebenhöhlenentzündungen, rezidivierend, ca. 5 pro Jahr, fand ich die Mittel
Aconit D 1000 und
Barium carbonicum D 1000,

für die Selbstwertstörung durch die Umstände, er wurde »tot geboren«, erneut
Barium carbonicum D 1000.

Mundwinkel rechts rissig, als Hinweis auf einen Vitamin-B12-Mangel,
Intrinsic Factor D 30.

Für alte Traumata, Geburt, Mobbing etc., testete ich das Mittel Trauma Komplex Z.

### Befund

Irishochstand.

### Wirkung nach der Therapie mit Stirnstrich

Nach zwei Stunden tiefen Schlafs kontrollierten wir den Irishochstand erneut und fanden ihn jetzt normalisiert. Die Iris hatte sich also von einer erhöhten Position wieder in die Mitte verschoben! Die anwesende Mutter war begeistert.
Erneute Fotodokumentation.

**Verlauf vom 22.06.2017**

Die raue Hautstelle am rechten Handrücken hatte sich völlig normalisiert. Florian war derart begeistert, dass er häufig zu seiner Mutter kam und sagte: »Schau mal, ganz normal, fühl doch nur!« Der Irishochstand ist weiterhin nicht zu sehen, die Iris steht in der Mitte des Auges.

## Fall 14 – Müdigkeit, Besetzungen

### Anamnese vom 25.09.2019

Die 51 Jahre alte Selina wurde auf einem Bauernhof groß und arbeitete jetzt in einer Bäckerei. Mit 22 Jahren fand sie ihre lebenslustige Mutter ohne Abschiedsbrief und völlig unerklärlich aufgehängt. Da sie nie mit einem solchen suizidalen Ende gerechnet hatte, gab es eine schwere Traumatisierung, die die Patientin bis heute nicht überwinden und auflösen konnte. Das war der Grund, warum sie mich in einer befreundeten Praxis aufsuchte.

Sie brachte eine lange Anamnese mit, die sie auf einer DIN-A4-Seite im Telegrammstil untergebracht hatte. Eine lange Reihe von unerträglichen Kränkungen.
Die pathologischen Stichworte aus der langen Leidensliste waren in erster Linie:
Tod der Mutter Neema, die Tochter Berta, Schwiegermutter M., Schwiegervater H., Vater H. und der Ehemann H.

### Ansehen der Situation im Alphazustand

Seit 23 Jahren gab es eine geopathische Belastung im Haus. Im Alphazustand sah ich, dass das Haus von Hunderten von schwarz gekleideten Männern (Aussehen wie eine Bande von Schornsteinfegern) das Haus bewohnte und im Haus herum trampelten.
Mein erster Versuch ging dahin, alle auf den Friedhof zu führen. Das misslang, alle sprangen vorher von der Gruppe ab.

### Therapie 1 – Mentale Reinigung des Hauses

So versuchte ich es mit einer Verhandlung mit dem Räuberhauptmann. Dieser war nach dem Händedrucktest einverstanden, seine Leute ins Licht zu führen.

Alle gingen in eine riesige Litfaßsäule hinein, die dann wie ein gigantischer Aufzug (wie im Airport in Dubai) gemeinsam ins Licht fuhren.
Danach sah das Haus aus wie ein Schweinestall. Hunderte von Putzfrauen erschienen mit ihren Eimern, um alles blitzblank zu scheuern. Jetzt war der schwarze Bodenbelag endlich weg, und das Haus hatte genügend Licht.

Danach stellte ich Hunderte von Kerzen auf, legte Regenbögen in jeden Raum, sodass das Haus strahlte wie in einer goldenen Kugel.

### Der Händedrucktest

Verstorbene wissen oft nicht, dass sie keinen physischen Leib mehr haben und daher keine muskuläre Kraft entwickeln können. Um sie davon zu überzeugen, dass sie tatsächlich gestorben sind und nur noch eine Regenbogenaura haben, biete ich ihnen den Händedrucktest an.

Sie legen ihre Hand in meine Hand und drücken zu. Falls sie Kraft entwickeln, wären sie noch lebendig, falls sie meine Hand nur wie mit Luft drücken können, wären sie gestorben. Das wird vorher geklärt. Nach dem Händedruck, der in diesen Situationen nie gelingt, werden sie nachdenklich, kommen zu dem Schluss, dass sie wirklich tot sind und lassen sich auf die Reise ins Licht ein. Genauso verhielt es sich hier auch. –

Mit Räuberhauptmann ist der Anführer gemeint, der die Gruppe anführt. Ist der Anführer überzeugt, dass er hier auf Erden nichts mehr zu suchen hat, kann er das allen anderen mitteilen, die dann mit seiner Verhaltensweise mitziehen.

## Die Familienmitglieder

### Zweite Therapie

Alle Familienmitglieder erhielten über eine mentale Vorstellung von mir die Mittel Psycho Komplex Z, Natrium chloratum D unendlich und Rubin D unendlich. Danach kamen alle Familienmitglieder mit starkem Arm.

### Mentaler Test

Als ich Selina fragte, was bei dem Stichwort Tod der Mutter passiere, begann sie heftig zu weinen. Für den Tod der Mutter – sie war hierfür schon mehrfach in EMDR-Sitzungen gewesen, die das Trauma aber offensichtlich nicht löschen konnten – erhielt sie die Mittel

### Dritte Therapie

Opium D unendlich,
Türkis D unendlich,
EMDR D unendlich,
Mandelkern D 30,
limbisches System D 30,
Abschwächung aller psychischen Traumata D 30.

### Wirkung

Danach konnte sie den Tod der Mutter mit mehr Abstand sehen.
Dann fragte ich sie, wie sich die Trauer anfühle. Sie spürte die Trauer wie einen Mühlstein um den Hals und im Hals. Ihr Gesicht war noch sehr traurig.

**Vierte Therapie** für die Trauer im und um den Hals

Lachesis D 30,
Ignatia D unendlich,
Abstand vom Trauma D 30.

**Wirkung**

Sie war immer noch traurig.

**Fünfte Therapie**

Wiederholung von den Mitteln unter Therapie 4

Wir begannen mit der EMDR nach Shapiro, mit den Augenbewegungen.

**Sechste Therapie = EMDR**

Ich forderte Selina auf, den Tod der Mutter zu visualisieren und gleichzeitig mit ihren Augen meinen Fingerbewegungen zu folgen.

In den ersten fünf Runden zu jeweils ca. 1 Minute kam es noch zu zuckenden Augenbewegungen, in den letzten fünf Runden waren die Augenbewegungen mehr oder weniger »glatt« und hatten keine nystagmischen Zuckungen (Augenzittern) mehr. Das Weinen ließ nach.

**Siebte Therapie**

Einstreichen der homöopathischen Mittel per Stirnstrich:
Geburtshoroskop D 30,
Zeugung D 100 Mio.

## Wirkung

Nach Verabreichung dieser Mittel zeigte Selina ein fröhliches Gesicht ohne Tränen. Das Bild der Mutter wurde unscharf, das Gewicht um den Hals herum war weg.

Diese enttraumatisierende Sitzung hatte über eine Stunde gedauert, schließlich war die Trauer von ihrem Gesicht gewichen. Wir machten nach dem Termin eine Fotodokumentation. Selina erschien hier locker und gelöst.

Verlauf und erneute Anamnese vom 18.11.2019, per Telefon
Am 18.11.2019 teilte mir Selina mit einer festen und zuversichtlichen Stimme per Telefon mit, dass sie sich innerlich unruhig fühle.
Bei einer Familienfeier kam sich Selina wie ein fünftes Rad am Wagen vor, da sie von niemandem in der Familie respektiert und akzeptiert werden würde.
Sie fragte, ob sie eine Besetzung habe. Schwiegervater, Schwiegermutter und Onkel Waleri hatten alle in diesem Haus gewohnt und waren hier auch gestorben, zwei im Schlafzimmer, Waleri vor dem Haus.

## Besetzungen

Besetzung 1
Im Alphazustand erkannte ich, dass der Schwiegervater H. noch im Schlafzimmer wohnte und Selina besetzte, sie wie eine Katze im Sack einsperrte, den er auch noch zugebunden hatte. Den Sack band ich auf und befreite Selina daraus. Der Schwiegervater H. war aber dann immer noch im Haus, sodass wir eine zweite Alphasitzung benötigten, um ihn aus dem Haus hinauszubegleiten. Er versprach, nie wieder zurückzukehren.

Da er die Entwicklung von Selina verhindert hatte, erhielt Selina an dieser Stelle Herzenssonne D unendlich und volle Entfaltung D 100 Mio.

Besetzung 2
Die Tochter Berta war von Selinas Schwiegermutter besetzt, die in der Küche wohnte. Ich konnte sie in einer Alphasitzung ins Licht bringen. Zunächst erhielt Berta Schwarzmagiertum D 100 Mio., danach ging die Schwiegermutter in die Lichtsäule.

Besetzung 3
Der Onkel Waleri war Alkoholiker, war aus dem Krieg mit einem Holzbein zurückgekehrt. Im Alphazustand sah er aus wie ein Mensch, der in einer Hülle steckte wie in einem Kokon. Er hatte zwar niemanden in der Familie besetzt, war aber selbst besetzt worden von jemandem, als er sein Holzbein bekam oder schon früher. Er konnte sich durch den Schutz Komplex Z aus seiner Hülle befreien.

**Überlegungen zum Fall**

Hier haben wir es mit multiplen sozialen Traumata zu tun, zusätzlich mit Gewalt und mit Besetzungen. Hier war der Einsatz des Alphazustandes hilfreich, da er die Situation des Hauses und der nächsten Verwandten im Bild ziemlich genau darstellen konnte.
Die konventionelle Medizin hat für solche Konglomerate von psychischen Verflechtungen mit Fremdwesen, Ahnen, die noch nicht erlöst sind und Sorgenkindern wenige Konzepte anzubieten. Auch in der Homöopathie ist es nicht so leicht, aus den Gefühlswelten die richtigen Mittel zu extrahieren.

## Fall 15 – Traumata – fehlende Akzeptanz und Vermögensverlust

Valentina meldete sich am 15.11.2019 für eine EMDR-Sitzung zur Demonstration bei einem Enttraumatisierungskurs in Stuttgart.

### Anamnese vom 15.11.2019

Die 80 Jahre alte Valentina berichtete von der fehlenden Anerkennung durch ihre Mutter. Die Mutter wollte ursprünglich überhaupt kein Kind haben, und wenn doch, dann aber bitte einen Jungen.

Hier überlegten wir, welche Gefühle die Mutter von Valentina bei der Geburt ihrer Tochter gehabt haben mochte.

Für die Enttäuschung fanden wir Ignatia D unendlich,
für den Schock Opium C 1000 und Aconit D unendlich,
für die ablehnende Haltung Acidum nitricum D 100 Mio.,
für die Wut und den Zorn Chamomilla D unendlich und Cicuta virosa D 1000.
Weitere Mittel für die heftige Ablehnung waren
Lyssinum D 1000,
Platinum metallicum D 1000 und
Thea chinensis D 1000.

### Surrogattherapie

Da die Aura der Mutter eine erhebliche Verziehung hatte, erhielt sie noch
Aura Komplex Z,
Chakren Komplex Z und
Tuberculinum Koch alt D 200.

Diese Mittel wurden Valentina für ihre (verstorbene) Mutter als Stirnstrich gegeben.
Für die Gefühle von Valentina fanden wir folgende Mittel:
Zeugung D 100 Mio.,
Geburtshoroskop D 30,
Selbstwert Komplex Z,
Opium C 1000,
Aconit D unendlich und
Schutz Komplex Z.

Wie schon in anderen Fällen gab ich Valentina alle Mittel, diejenigen für die Nachbehandlung der Mutter und die Mittel für sie selbst. Nach der Therapie mit Stirnstrich fühlte Valentina einen Druck im Hinterkopf mit einer Drehbewegung. Zusätzlich spürte sie einen Energiestrom in ihrem Rücken, der vom Publikum – den KursteilnehmerInnen – herkam.

Am nächsten Tag nahmen wir die nächste Enttraumatisierung vor. Sie hatte einen herben Verlust erlitten, als sie eine große Summe in ihr Haus investierte. Wir fragten nach ihrem Gefühl. Sie berichtete von Wut, auf der Skala = 10. Wir baten sie, sich das Haus vorzustellen. Dieses gelang prompt.

**EMDR**

Es folgten fünf Runden mit horizontalen Augenbewegungen.

**Die Runde**

Eine Runde ist die Zeitspanne der Augenbewegungen, bei mir dauert eine Runde ca. 40 Sekunden. Danach folgt eine kurze Pause, die Augen können geschlossen werden, dann folgt die nächste Runde mit waagerechten Augenbewegungen, eine EMDR nach Shapiro.

## Therapie

In der ersten Runde gab es noch Augenzuckungen, danach bekam sie mehr Abstand zum Haus und das Gefühl der Wut rangierte auf Skala = 8.
In den nächsten Runden gab es keine Augenzuckungen mehr. Das Bild verschwand nach und nach wie ein Zug in einem Tunnel, die Konturen wurden unscharf und wirkten wie ein Nebel, zum Schluss war das Gefühl der Wut vollständig verschwunden. Zwischen der dritten und fünften Runde gaben wir als Stirnstrich noch fünf Mittel, um den Enttraumatisierungs-Prozess zu beschleunigen:
Opium C 1000,
Aconit D unendlich,
Psycho Komplex Z,
Ignatia D 1000 und
Chamomilla D unendlich.

## Wirkung

Bei der Frage, was sie bei dem Stichwort Mutter empfand, kam jetzt nur noch ein neutrales Gefühl, das Gefühl der intensiven Ablehnung der Mutter war verschwunden.
Parallel hierzu ergaben diese beiden Stichworte einen starken Arm als Zeichen dafür, dass die fehlende Anerkennung kein Problem mehr darstellte.

Mir fiel zu Valentinas Fall folgendes Gedicht ein:
Valentina vermisste die Anerkennung ihrer Mutter,
Ihr Leben schmeckte nach trockenem Brot ohne Butter.
Wie kann sie das nachholen, so viele Jahre später?
Und schließlich auch, wäre sie dann wirklich sätter?

Mutter Maria wollte keine Kinder haben,
und wenn, dann kein Mädchen, sondern nur einen Knaben.
So kam sie also 1938 ziemlich unglücklich zur Welt,
Mars und Neptun im fünften Haus raubten ihr auch noch das Geld.

So musste sie also viele Prüfungen bestehen,
seit 22 Jahren gibt es auch noch ein Krebsgeschehen.
So erschien also heute die 81 - Jährige frisch und schön,
wie eine Mittfünfzigerin war sie anzusehen.

Zuerst behandelten wir also Maria, ihre Mama,
die Konstitution von Valentina erschien am ehesten wie Silicea.
Dann gaben wir Valentina noch den Selbstwert Komplex Z in die Stirne,
darauf fing an sich zu drehen ihre Birne.

Schließlich berichtete sie, sie bekäme leichter Luft.
Endlich ist sie herausgehoben aus ihrer traumatischen Gruft.
Schließlich beginnt sie, charmant zu lächeln
und ihr Lächeln dem applaudierenden Publikum zuzufächeln.

## Fall 16 – Todesfälle, Schock und Umschreibung

### Anamnese vom 22.10.2012

Als die jetzt 46 Jahre alte, gut aussehende Theresia vier Jahre alt war, starb die Großmutter mütterlicherseits, sodass das Leben ihrer Mutter durch diesen schweren Schock völlig durcheinander geriet. Die Mutter hatte danach psychotische Attacken, die sich in großen Abständen wiederholten und seit einer Medikamenteneinnahme zur Ruhe gekommen waren. Ihre Mutter hatte also nach diesem Schock einen Nervenzusammenbruch erlitten.

Theresia erinnerte sich noch an zwei psychotische Schübe.

Als sie vier Jahre alt war, sperrte die Mutter sie und ihre Schwester im Wohnzimmer ein und stellte sich mit einem Messer bewaffnet vor die Türe, um die Kinder vor eingebildeten Räubern oder einer ähnlichen Gefahr zu schützen. Einmal dachte sie, die Welt gehe unter, und so kam sie zu ihrem Elternhaus, schlug die Glasscheibe der Haustür mit ihrer Handkante ein, ohne sich dabei zu verletzen, und schrie: „Die Welt geht unter."

Als Theresia 13 Jahre alt war, starb der Großvater väterlicherseits, mit 14 Jahren der Großvater mütterlicherseits.
Und als sie 15 Jahre alt war, starb ihr Vater plötzlich bei einem Verkehrsunfall unmittelbar vor der Haustüre, als ihm ein Motorrad mit 160 km/h entgegenkam. Beide Unfallgegner starben sofort.

Hier erzählte Theresia genau und ausführlich, mit einer Träne im Auge. Ein Arzt und ein Polizist kamen, klingelten und berichteten, der Vater sei soeben gestorben.

Theresia glaubte das nicht und wollte zu der Stelle hinlaufen, um sich davon zu überzeugen, dass alles nicht stimmte, blieb dann aber zu Hause.
Die Mutter bat beide Herren herein, wo sie ihren Bericht wiederholten. Die große Schwester Soraya schlug mit ihren beiden Fäusten auf den Arzt ein und schrie, das stimme nicht. Sie selbst ging in die Küche, weil sie allein sein wollte. Der Polizist lugte noch einmal zur Küchentür rein und sagte nur: „Passt gut auf eure Mutter auf." Später schlüpfte sie in das Bett der Schwester, die fest schlief. Sie schmiegte sich an sie und dachte immer nur: „Nein, das ist nicht wahr."

Als Theresia 34 Jahre alt war, wurde sie wegen ihrer ständigen Rückenschmerzen bei einem Arzt mit einer Neuraltherapie behandelt. Er stach zweimal in den Rücken, aber anscheinend so tief, dass er eine Lungenvene verletzte, die zu einer Sickerblutung führte. Zunächst kam sie nach Schlüchtern ins Krankenhaus. Erst als der Chefarzt nach 24 Stunden erschien und erkannte, dass das Problem operativ angegangen werden müsste, sorgte er für eine Notüberweisung nach Fulda. Hier kam sie als Notfall sofort auf den Tisch und wurde operiert, sodass die Lungenvene wieder verschlossen werden konnte und die Sickerblutung stand. Sie war dem Tode knapp entronnen. Auch hier war ihre Stimme belegt, als sie alles erzählte. Sie hatte unmäßige Angst, zwei kleine Kinder alleine zu Hause zurückzulassen.

Den Prozess um Schmerzensgeld gewann sie, aber nicht, weil der Arzt zugegeben hätte, einen Kunstfehler begangen zu haben, sondern weil die Unterschrift unter der bestätigten Aufklärung über Risiken fehlte. Sie gewann den Prozess „zu 85%".

Nach dieser Operation hatten die beiden Töchter bei jeder Erkältung von Theresia Angst, die Mutter könnte sterben. Diese Verlustängste zogen sich seither durch das Leben der Töchter. Die Not-Operation war 2001 erfolgt.

### Der kinesiologische Test

Im kinesiologischen Test kamen die beiden Traumata „Tod des Vaters" und „Not-OP" mit schwachem Arm.

Für die EMDR für den Tod des Vaters fanden wir folgende vorbereitende Mittel:

Aconit D 100 Mio.,
Opium C 1000,
Ignatia D 1000,
Staphisagria D 1000,
Familienaufstellung D 1000,
Yucca D 1000,
Auraaufbau D 30,
goldenes Ei D 30.

### EMDR

Während sie noch erzählte, wie sich alles zugetragen hatte, bewegte sie ihre Augen hin und her. Die zuckten zunächst unregelmäßig, wurden aber nach und nach in der Bewegung glatter. Während vor der Therapie die Augen oft eine erhöhte Position einnahmen, sodass man die Sklera („das Weiße im Auge") unterhalb der Iris sehen konnte, kam diese Position nach der EMDR nicht mehr vor. Die erhöhte Augenposition kehrte also kein einziges Mal mehr wieder, was auch durch die Fotodokumentation belegt wird. Das blieb bis zur Gegenwart (November 2019) so.

**Wirkung und kinesiologischer Test**

Nach der Enttraumatisierung erhielt sie einen zweiten Stirnstrich mit denselben Mitteln. Danach machten wir den mentalen Test, und nun konnte sie mit einem erheblichen Abstand, auch ohne Träne oder Zittern in der Stimme noch einmal alles über den Tod des Vaters berichten.
Sie selbst nahm den Unterschied ebenfalls deutlich wahr.

Nun nahmen wir uns noch die Notoperation vor. Hier war keine EMDR nach Shapiro erforderlich, aber es wurden noch die Mittel Arsenicum album D 100 Mio. und Aconit D unendlich eingegeben. Danach war alles stabil, und beim mentalen Test nach der Therapie konnte sie auch jetzt mit einem sehr viel größeren Abstand von ihrer Notoperation erzählen.

Kinesiologisch gab es noch Traumata „vor dem vierten Lebensjahr", aber nicht mehr zwischen dem vierten Lebensjahr und der Gegenwart. Diese wurden in dieser Sitzung nicht weiter angesprochen.

Insgesamt resultierte ein deutliches Gefühl der Erleichterung. Es gab kinesiologisch auch keinen Hinweis auf ein Rezidiv.

Verlauf und Anamnese vom 16.02.2017
Das Herzziehen sei seit der Einnahme von Kardio Komplex Z und Naja tripudians D 30 völlig verschwunden.

Ihre Eifersucht sei jedoch geblieben. Immer noch ärgere es sie, wenn der Ehemann jeden Mittwoch bei seinen Eltern übernachte und sie dann „alleine zu Hause sitzt". Sie fühle sich dadurch sehr zweitrangig.

Ihre Schwiegereltern hatten beide im Dezember Geburtstag, schwere Tage für sie, weil ihr Mann dann über Nacht immer dort blieb.

Wenn der Mann am Handy bei Ebay stöbere, ärgere sie das, weil sie lieber sehen würde, dass er sich um sie kümmere. Da sie sich durch sein Verhalten ständig verletzt fühlte, hat sie ihm im Dezember 2016 einen Brief geschrieben, der aber noch unbeantwortet sei.
„Woher kommt wohl ihr verletztes Selbstwertgefühl?“, fragte ich mich. Sicherlich aus der Kindheit.

Sie berichtete, dass ihr Vater immer etwas zurückgezogen lebte und nicht so richtig aus sich herausgehen konnte. Ihre Mutter berichtete dann bei Verwandtschaftsbesuchen gerne, „Theresia ist wie ihr Vater, sie hört immer nur zu, sagt nichts und ist auch sonst immer zurückhaltend“, mit einem abwertenden Unterton in der Stimme.

**Umschreibung**

Ich verfasste für Theresia eine neue Version dieser Verwandtenbesuche und bat sie, einfach zuzuhören.

Die Verwandte fragte Theresias Mutter, warum denn Theresia nie etwas sage und so ruhig und still sei. Stolz erklärte die Mutter, Theresia könne sehr schön zuhören und auch ihren Freundinnen bei Bedarf immer Trost spenden, sie sei ein Juwel in der Familie.

Während ich dies sprach, sah ich, dass die ersten Tränen bei Theresia die Wangen herunterrollten.

Als ich dann den Text ein zweites Mal sprach, weil ich sah, dass Theresia zu bewegt war, um diesen Text selbst zu reproduzieren, liefen ihr weitere Tränen der Rührung über das Gesicht, denn so schöne Worte über sich selbst hatte sie noch nie gehört.

Falls diese zweite Version der vorgestellten Realität in ihrem Unbewussten Platz fände, könnte sie sich nun auch auf zusätzliche Bilder stützen, um ihr Selbstwertgefühl zu stärken.

Homöopathisch fand ich die Mittel
Barium carbonicum D 1000,
Oxytocin D 30 und
Tuberculinum KOCH alt D 200.

Die hospitierende Clara und ich konnten mit großem Erstaunen die enorme Veränderung in Theresias Gesicht registrieren, die nun entspannt lächelte und eine große innere Schönheit zeigte.

**Verlauf und Anamnese vom 09.10.2017**

Theresia berichtete, dass sich ihre Situation super gut entwickelt hätte, sie betrachtete ihr Leben als sehr schön und lebenswert, nur ihre lästige, unbegründete Eifersucht bei allem und jedem störte sie weiterhin. Die alten Traumata waren dauerhaft verschwunden. Dies bestätigte sich auch bei der letzten Konsultation zwei Jahre später.

## Fall 17 – Abschied von der Mutter – Traumaprophylaxe

Am 23.06.2022 trafen wir uns in der Praxis in Weidenau

Die 58 Jahre alte Verwaltungsangestellte Henriette erscheint zu der dritten Sitzung in diesem Jahr. Sie hat Angst, was mit ihr passiert, wenn ihre 85 Jahre alte Mutter eines Tages sterben wird. Sie ist geschieden, hat einen 35 Jahre alten Sohn, der aber der Familie nicht sehr nahe steht. Er hat eine Freundin und möchte im folgenden Jahr heiraten, ist dann also noch „weiter weg". Sie hat Angst, was passiert, wenn sie dann eines Tages alleine ist.

Ich hatte ihr eine Voraus – Enttraumatisierungssitzung vorgeschlagen, in der wir alle Phasen des Abschiedes von der Mutter durchgehen und die dazugehörigen Gefühle so stabilisieren, dass sie im Ernstfall in ihrer Mitte bleiben kann.

Nach dem kinesiologischen Grundtest teste ich als erstes „Ableben der Mutter" mit schwachem Arm.
Hierfür finde ich diese Mittel:
Stramonium D 100 Mio.,
Arsenicum album D unendlich,
Argentum nitricum D 1000,
Kalium phosphoricum D unendlich,
Aconit D unendlich und den
Psycho Komplex Z, der auch den Trauma Komplex enthält.

Nach dem Stirnstrich der Mittel 1 bis 6 = Therapie (01) kommt der Arm bei dem Stichwort „Ableben der Mutter" mit starkem Arm. Wirkung 01 = tiefe Entspannung. Zusätzlich kommt das Gefühl auf, „Ring um die Brust", Engegefühl, Skala = 3.

Therapie 02 = Cactus D 30. Wirkung 02 = Der Druck lässt nach. Die Handflächen beginnen zu brizzeln.

Therapie 03 = Gelsemium D 1000. Wirkung 03 = Das Brizzeln in den Handflächen lässt nach, aber es kribbelt jetzt in der Nase und in beiden Oberschenkeln.

Therapie 04 = Gelsemium D 100 Mio. Wirkung 04 = Das Brizzeln lässt nach.

Hier kommt eine Phase der Lachtherapie ins Spiel. Ich sage, „Alles ist ganz einfach, wenn man weiß, wie es geht", dann meine ich: „Aha, mein Größenwahn ist mal wieder durchgebrochen, aber natürlich nur der scheinbare. Es ist so schwer, den scheinbaren vom richtigen Größenwahn zu unterscheiden". Wir lachen beide ca. 2 Minuten. Dieses Lachen hat ebenfalls enttraumatisierende Wirkung, deshalb ist das Lachen eine wichtige Zusatzkomponente bei der gesamten Enttraumatisierung von dem Bild „Ableben der Mutter". Worüber gelacht wird, ist dabei nebensächlich.

Wir kommen zum ersten Bild für das Ableben der Mutter. Sie liegt auf ihrem Sterbebett, Gabriele setzt sich an die Bettkante und hält ihre Hand fest. Ich frage, was sie fühlt. Es ist ein leichter Druck auf der Stirne.

Therapie 05 = Nux vomica D 30. Wirkung 05 = Der Druck lässt nach. Jetzt fühlt sie eine Kloß im Hals. Hierfür gebe ich

Therapie 06 = Ignatia D unendlich. Wirkung 06 = Tränen laufen ihr in Gedanken über das Gesicht. Der Kloß im Hals wird kleiner, aber die Zunge wird pelzig und es breitet sich Trauer aus.

Therapie 07 = Natrium chloratum D unendlich, Stramonium D 100 Mio. Wirkung 07 = Trauer nimmt weiter zu. Es gibt Druck im Hals. Sie umarmt in Gedanken ihre Mutter und streicht ihr über den Kopf.

Therapie 08 = Ignatia D unendlich, Lachesis D 30. Wirkung 08 = Der Hals wird frei, die Trauer nimmt wieder ab, die Trauer löst sich in der Umarmung auf. Die Erleichterung tut gut. Kann sie nach dem Ableben der Mutter noch Kontakt zu ihr halten, oder hindert sie der Kontakt mit ihr an ihrer weiteren Entwicklung? Sie kann weiterhin den Kontakt halten. Es kommt zu einer tiefen Stimmigkeit. Sie visualisiert, wie die Mutter die Augen für immer schließt. Sie spürt ein Leeregefühl im Hals.

Therapie 09 = Auffüllung des Leeregefühls D 30. Wirkung 09 = Das Leeregefühl verschwindet, und sie sieht, wie die Urne ins Grab gestellt wird.

Wir sehen, dass die  Mutter neben dem Grabstein steht und sich wundert, warum alle ihre Freunde und Verwandte kommen, und welches Fest gefeiert werden soll? Gabriele hält ihre Hand zum Händedruck hin, die Mutter erkennt, dass sie nicht mehr zudrücken kann, sieht an ihren Füßen, dass diese nur noch aus Licht bestehen und erkennt, dass sie „tatsächlich" gestorben ist. Sie sieht die mit Stramonium Licht gefüllte Litfaßsäule aus Plexiglas, tritt dort ein und fährt wie mit einem Aufzug ins Licht. Jetzt hat sie die letzte und wichtige Erkenntnis bekommen, das sie „tatsächlich" gestorben ist und keinen Platz auf der dreidimensionalen Erde hat und reist in die nächste Dimension.

## Fall 18 – Abschied vom Hund – Traumaprophylaxe

Am 03.02.2022 treffen die 54 Jahre alte Clara und ich uns in ihrer Praxis in Weidenau, um über das Ableben von Aaron zu sprechen, ihrem Hund, den sie seit 13 Jahren kennt und dem sie mehrfach das Leben gerettet hat. Seit der Trennung von ihrem Mann leben sie und der Hund gewissermaßen 24 Stunden pro Tag zusammen.

Zunächst ergründeten wir, warum die Trauer so groß sein würde, wenn Aaron dem Ende zugehen würde. Das Loslassen fällt unendlich schwer, der Hund wird als ein Familienmitglied betrachtet, Abschiede sind für sie traumatisch, sie spürt eine große Kränkung, wenn Aaron „sich vom Acker macht", ihr Familiensinn wird empfindlich gestört, wenn einer die Familie verlässt, es bricht ein wichtiger Fels in der Brandung weg, und die Trauer beim Abschied ist groß. Für diese Symptome und Gefühle finde ich in der gleichen Reihenfolge diese Mittel:

**Für das Loslassen und die Verarbeitung der Trauer:**

Stramonium D 100 Mio.,
Familienaufstellung D 1000,
EMDR D 1000,
Ignatia D unendlich,
Pulsatilla D 100 Mio.,
Calcium carbonicum D 100 Mio.,
Natrium chloratum D unendlich,
Rubin D 1000 und
kleiner Bär sc D unendlich.

Wenn sie an das Ableben denkt, kommt als erstes Gefühl ein flauer Magen.
Für den flauen Magen finde ich diese Mittel:
Nux vomica D 30,
Sonnengeflecht D 30,
Merkur Pl D 30,
alle Meridiane D 30.

Als nächstes spürt sie den Widerstand, die Auflehnung gegen den Tod des Hundes. Hierfür finde ich diese Mittel:
hinderliche Glaubenssätze D 1000 (der Hund muss immer bei mir bleiben),
Acidum nitricum D unendlich (ablehnende Haltung dem Ableben gegenüber).

Nach dem Stirnstrich mit diesen Mitteln kommt eine tiefe Ruhe auf, sie kann Aaron in seinem Hundehimmel sehen und er winkt ihr fröhlich zu, es geht ihm gut. Dieses Bild prägt sich bei ihr tief ein, und immer, wenn wir später einmal auf dieses unangenehme Thema zu sprechen kommen, lacht sie und meint, dass sie immer bei diesem Thema den Hundehimmel sieht und dabei nur Freude empfindet, dass Aaron „es geschafft" hat und hofft, dass er bei der nächsten Inkarnation ein Mensch werden kann.

## Fall 19 – Selbstwertstörung, Abortus imminens, Hyperthyreose

### Allgemeiner Eindruck und spontane Anamnese vom 20.10. 2003:

Die 48 Jahre alte Renata kommt zur internistischen Konsultation, weil sie nach vier Wochen psychosomatischer Therapie keinerlei Fortschritt spürt. Sie hat als Hauptproblem „Selbstverachtung", ein sehr geringes Selbstwertgefühl, Scham, mit Männern zu sprechen. Jetzt wurde ihr von der Mitpatientin Lehmann empfohlen, mich aufzusuchen.

### Anamnese vom 20. 10. 2003:

Sie richte sich immer nach anderen, könne nicht nein sagen. Als Taxifahrerin bekommt sie viele Komplimente, die aber an ihr abprallen. Wenn ein Fahrgast sie kritisiert, ist sie dann immer sofort nach unten gezogen. Da sie keinerlei Selbstwertgefühl hat, kann sie sich auch ihrem Mann nicht hingeben und liegt dann bei ihm „wie ein Brett".
Ihr Vater sei ein diktatorischer Tyrann gewesen, der immer drohte, wenn ihm etwas nicht passte, sonst war er freundlich. Die Mutter bat sie die ganze Kindheit über, doch bitte leise zu sein und nichts zu sagen. Sie hat sie immer mit dem Finger vor dem Munde in Erinnerung.
Sie kann nicht spannungsfrei mit Männern reden. Weint bei der geringsten Kritik und reagiert mit Depression.

### Traumaanamnese:

Nach der Geburt war sie sofort auf die Isolierstation gekommen, weil sie eitrige Hautausschläge hatte.

**Kinesiologischer Test:**

Pulsatilla kam in der C 1000 bei allen o.g. Problemen.
Therapie: 5 Tropfen Pulsatilla C 1000 (Fa. Reckeweg) hier,

**Kinesioloigscher Nachtest:**

alles stabil

**Dritte Sitzung vom 26.11.2003:**

Nachdem zwei Sitzungen während ihres stationären Aufenthaltes hier in der psychosomatischen Abteilung stattgefunden hatten, kommt die Patientin jetzt zu einer dritten Sitzung, um weiteren psychologischen Ballast abzuwerfen.

Folgende Themenkomplexe sind problematisch:
Die Oma, der Vater, die eitrige Haut mit der sie geboren wurde, die Säuglingsstation, in die sie direkt nach der Geburt kam, war eine Isolierstation, das Gefühl sich selbst zu verachten in Verbindung mit Verlegenheit und Schamgefühl.

**Anamnese:**

Im dritten Schwangerschaftsmonat hatte die Mutter offensichtlich eine drohende Fehlgeburt, so dass sie damals selbst tödlich bedroht war. Als neugeborenes Kind wurde die Patientin sofort auf eine Intensivstation verlegt, auf der ihr offensichtlich alle Hautabszesse eröffnet worden waren.

Der Vater war sehr dominant, die Mutter war wehrlos, sie selbst musste immer tun, was die Eltern wollten. Unter anderem musste sie auch immer wieder in einen dunklen Keller steigen, um dort irgendwelche Dinge zu holen. Sie hatte eine furchtbare Angst bei diesen Gängen. Die Eltern schienen sich hierüber jedoch zu amüsieren.

Als kleines Mädchen, wahrscheinlich zwischen dem 4. und 6. Lebensjahr wurde ihr das ganze Jahr über Angst vor dem Nikolaus gemacht. An einem 6. Dezember, an dem der Nikolaus zu erwarten war, sollte sie wieder in den dunklen Keller steigen, wollte das aber unbedingt vermeiden. Schließlich stand sie in dem kleinen Vorraum, der zwischen Wohnungstüre und Haustüre lag, die Türe war hinter ihr geschlossen und sie sollte in den Keller gehen. In dieser vulnerablen Phase sah sie plötzlich durch die Milchglasscheibe der Haustüre den knallig rot und weiß gefärbten Kopf des Nikolaus, so dass sie fürchterlich erschrak und sie zu keinem Gedanken mehr fähig war. Hinter sich hörte sie das Gelächter ihrer Eltern, das sie tief verletzte. Seit diesem Schreckerlebnis erschrickt sie jedes Mal wenn sie einen Nikolaus sieht. Um eine Therapie im Sinne der Konfrontation durchzuführen, hatte sie sich als erwachsene Frau eine Nikolausmaske gekauft, sich diese übergezogen und sich im Spiegel zu betrachten versucht. Bei diesen Versuchen geriet sie so schwer in Panik, dass sie die Konfrontationsversuche aufgeben musste. Zu den Kindern darf zwar ein Nikolaus kommen, jedoch ohne Maske. Auch als Taxifahrerin fürchtet sie den 6. Dezember, da sie nicht genau abschätzen kann, ob sie beim Anblick von wilden Nikoläusen die Fassung verlieren könnte.

Als sie als etwa 11-jähriges Mädchen ihre erste Periode bekam, kam sie in die Küche gelaufen und rief: „Mama, ich habe meine ersten Tage bekommen“. Da auch der Vater anwesend war, wurde die Mutter furchtbar zornig und sagte ihr, dass man mit Männern über solche Dinge nicht spräche.
Sie ging anschließend ins Wohnzimmer, wo sich anschließend ein intensives Schamgefühl einstellte, das sie bis heute nicht verlassen hat.

### Kinesiologischer Test

Die Stichworte Oma und Isolierstation testen heute mit starkem Arm, die schwächste Testung erfolgt bei dem Stichwort Schamgefühl und später bei dem Stichwort „drohende Fehlgeburt der Mutter im dritten Monat". Alle anderen oben genannten Stichworte testen mit deutlich schwachem Arm.
Alle Stichworte ohne Ausnahme kommen gut gegen Staphisagria D 1000. Das Stichwort Panik im Mutterleib testet gegen Aconit D 1000, ebenso gegen Staphisagria D100 000.

### Therapie

Staphisagria C 1000 5 Tropfen.

### EMDR nach Shapiro

Insgesamt werden drei Bilder bearbeitet.
  Schamgefühl am Tag der ersten Periode
  Todesangst im Mutterleib
  Panische Angst beim Nikolaus

Zunächst wird die Situation visualisiert, bei der sie ihrer Mutter Mitteilung macht über ihre erste Menstruation. Sie kann die Mutter schon während der ersten Runde kaum noch erkennen, das Schamgefühl verschwindet ebenfalls in der ersten und zweiten Runde, so dass nach zwei Runden dieses Bild abgeschlossen werden kann.

Die Panik und die Todesangst im Uterus werden sehr lebhaft erlebt, die Patientin atmet schwer, der Puls beschleunigt sich, wird auch härter, die Patientin wirkt angespannt. Deutlicher Rückgang der Angst von der ersten in die zweite Runde, in der dritten Runde wird die Angst nur noch geringfügig verspürt, so als ob eine Fehlgeburt als schicksalhaft hingenommen werden müsste. Ab der dritten Runde empfindet die Patientin „ich fühle mich von meiner Mutter im Stich gelassen".

Dieses Gefühl wird bis zur sechsten Runde weiter kultiviert, nimmt dabei aber kontinuierlich ab. In der siebten Runde hört sie ein furchtbares Gelächter mit einer Fratze, das bis in ihre Gebärmutter hinein dringt. Sie ist sicher, dass sie ihren Vater grässlich lachen hört.

Diese Fratze erinnert sie an den Nikolaus, den sie ebenfalls als maskenartige Fratze mit großer Angst in Erinnerung hat. In den nächsten fünf Runden wird der Nikolaus visualisiert.

In den beiden ersten Runden kommt es zu einer Versteifung des gesamten Körpers, zu einem leichten Zittern in den Armen, zu einem starken Angstgefühl, das ihren Denkvorgang abwürgt. Sie ist bei der Visualisation des Nikolaus so paralysiert, dass sie nicht einmal ihre eigene Angst spüren kann. Nach der siebten Runde wird ein kinesiologischer Test durchgeführt, der bei dem Stichwort Nikolaus einen schwachen Arm zeigt. Sofortige Stärke unter Aconit D 50.000. Die Stufen Aconit D 1.000 bis D 10.000 kamen mit schwachem Arm.

Über ein Kürzelverfahren wird die Information Aconit D 50.000 appliziert.

Der kinesiologische Nachtest zeigt einen völlig stabilen Arm.

Die Patientin wird aufgefordert, sich den Nikolaus jetzt noch einmal vorzustellen. Hierbei sieht sie den Nikolaus hinter der Milchglasscheibe, ohne die geringste Angst, ohne Panik, ohne Steifheitsgefühl des Körpers, sie steht völlig locker da und fängt an, schallend zu lachen.

Nach der „Verabschiedung vom Nikolaus" werden noch einmal alle Stichworte durchgetestet:
Alle eingangs genannten Stichworte testen jetzt mit starkem Arm, einschließlich das Stichwort Nikolaus.

### Therapie

Zum Schluss wird zur Konsolidierung Aconit D1.000 5 Globuli und Opium D 200 5 Globuli gegeben.

### Vierte Sitzung am 22.12.2003.

Weitere Traumaanamnese vom 22.12.2003
Renata berichtet, dass sie hinsichtlich ihres Selbstbewusstseins enorm gewonnen habe, sie habe sehr viel mehr Komplimente als bisher erhalten, sei auch immer guter Laune und aufgekratzt, würde sich morgens im Bett schon auf den Tag freuen, habe also eine unbändige Freude, ohne einen speziellen Grund dafür zu besitzen.

Obwohl es ihr also insgesamt außerordentlich gut geht, leidet sie noch darunter, dass sie ihren Mann nicht richtig in Bewegung bekommen kann, dass sie sich einfach nicht traut, zu Hause etwas zu sagen.

Die Ehe hatte vor 24 Jahren damit begonnen, dass ihr Mann Franz, ein Österreicher, in der Bundesrepublik bleiben wollte. Dies war jedoch nur möglich, wenn er eine Deutsche heiratete. Mit ihren jungen 20 Jahren war Renata stolz, „einen Kerl gefunden zu haben" und heiratete. Sie mochten sich wohl, von Liebe gab es jedoch keine Spur. Wahrscheinlich liebt auch Franz Renata nicht, so dass es ein etwas mühsames Nebeneinander zu Hause gibt. Zu dem Vater, der ebenfalls zu Hause lebt, besteht schon immer eine schlechte Beziehung.

Bei einem Ruhepuls von 112/Min., Durchfällen bei Aufregung, rasches Hineingeraten in Stress und Panik ist eine **Schilddrüsenüberfunktion** anzunehmen. Kinesiologisch spricht diese gut an auf Arsenicum jodatum D 1.000 sowie Thyreo - Loges 2x1 Drg. täglich. Empfehlung: Bestimmung von T 3, T 4 und TSH.

Renata hat nun endlich jemanden gefunden, bei dem ihr das Herz warm wird, nämlich einen Fahrgast, Mahmud. Mit diesem hat sie sich am Samstag nach Weihnachten verabredet. Einerseits möchte sie tatsächlich einmal ein richtiges Liebesabenteuer erleben, andererseits hat sie ein schlechtes Gewissen und furchtbare Angst, sie könne sich blamieren, sie könnte steif werden wie ein Brett und der Partner könnte ihren Körper hässlich finden. Hierbei deutet sie auf ihren Bauch, den sie Wampe nennt.

Ein Hauptproblem ist, dass sie sich im Stich gelassen fühlt: Als sie dieser Tage eine Geldbörse verloren hatte, die ihr nicht zurückgebracht wurde, machte ihr Vater ihr eine furchtbare Szene, während ihr Mann völlig unbeteiligt im Hintergrund sitzen blieb, als ob ihn die ganze Sache nichts anginge. Ihr Vater selbst hat sie ebenfalls im Stich gelassen, nicht nur als kleines Mädchen, sondern schon im dritten Schwangerschaftsmonat, als es ihm offensichtlich egal war, ob die Frucht abgeht oder nicht.

**Therapie:**

Arsenicum jodatum D 1.000, 5 Globuli hier, später 5 Globuli alle 14 Tage, 5 Dosen.
Thyreo - Loges 5 Tropfen hier.

**EMDR**
**Erstes Bild**

Zunächst wird im ersten Bild in drei Runden noch einmal der Uterus visualisiert, in dem sie sich "im Stich gelassen fühlt". Während der ersten Runde visualisiert sie, wie sie die Hand nach ihren Eltern ausstreckt, es jedoch keine Antwort gibt.
In der zweiten Runde sieht sie, wie beide Eltern sich von ihr abwenden, sie reagiert mit Zorn und Wut.

In der dritten Runde kann sie mit der linken Hand Halt gewinnen und kommt zu dem Entschluss, ich brauche die Eltern nicht, ich schaffe das alles auch alleine. In der Mitte der dritten Runde fängt sie an zu lachen und die Sitzung ist beendet.

**Zweites Bild**

Sie traut sich nicht, sich Männern zu nähern. Gleichzeitig tritt Schamgefühl auf, ein schlechtes Gewissen ihrem Mann gegenüber, aber auch das Gefühl, hässlich zu sein. Diese Stichworte testen zunächst mit schwachem Arm, unter Arsenicum jodatum D 1.000 und auch unter Thyreo - Loges wird alles weitgehend stabil.

Im zweiten Bild visualisiert sie, wie sie einen Freund trifft, der Mahmud heißt. Sie stellt sich vor, dass sie mit ihm in eine einsame Hütte fährt und dort zu Abend isst. Der Freund sitzt rechts von ihr, sie links. Bei der Vorstellung, ihr Mann Gerhard tritt herein, bekommt sie ein schlechtes Gewissen und ein krampfartiges Gefühl über der Brust. Zunächst überlegt sie analytisch, wem das Gewissen nützt und wem es schadet. Die Konsequenz wäre, das schlechte Gewissen aufzugeben. Mit dem Daumen und dem dritten Finger klopft sie Aconit D 50.000 3x bei sich ein, was zu einem Lachkoller führt, der alle Hemmungen auflöst und sie ganz locker macht. Nach diesem Lachen ist sie sofort wieder völlig entspannt. Jetzt kann sie den eigenen Mann zum Tisch einladen, sie stellt ihn ihrem Freund vor, ihr Mann geht anschließend wieder zur Türe und fragt, wann sie denn zu Hause wäre. Sie antwortet sinngemäß, morgen früh, es ist noch nicht sicher. Bei dieser Szene ist kein schlechtes Gewissen mehr zu spüren, auch die krampfartigen Brustschmerzen sind völlig verschwunden.

Als sie sich vorstellt, dass sie mit ihrem Freund das Schlafzimmer betritt, kommen ihr wieder Bedenken und Fluchtgedanken. Als sie Aconit D 50.000 erneut einklopft, unter der Vorstellung, "Aconit nimmt mir alle Angst weg", fängt sie wieder an zu lachen und die Hemmung ist beseitigt. Als sie sich vorstellt, der Freund fragt sie, ob sie mit ihm schlafen möchte, kommen ihr die Befürchtungen, sie sei hässlich, sie könne sich blamieren, sie könnte steif werden wie ein Brett. Zum einen kann sie in ihrer Vorstellung mit dem Freund hierüber sprechen, zum anderen kommt es unter Aconit D 50.000 wieder erneut zum Lachen und alle Hemmungen sind beseitigt.

Als sie am nächsten Morgen zu einer Geburtstagsfeier kommt, bei der mehrere Freunde zusammen sitzen, u. a. auch ihr Mann, kann sie sich vorstellen, wie sie jeden einzelnen begrüßt und ihrem Mann sogar einen Kuss geben kann.

### Fünfte Sitzung vom 28.01.04

Am 28. Januar 2004 sehe ich Renata das nächste Mal.
Wir beheben das verklemmte Sexverhalten und befreien sie mit Aconit D 5.000.

### Verlauf

Nach den ersten Konsultationen und mehrfacher Applikation von Staphisagria D 100.000 hat sich das Leben der Patientin radikal gewandelt: Sie kann jetzt auf andere zugehen, andere Menschen umarmen, kann plötzlich das Gefühl der Herzlichkeit zulassen, das ihr früher verschlossen war. Sie hat auch Beziehungen zu Männern aufgenommen, was ihr früher nicht möglich war. Heute kommt sie, da sie ihrem Partner nicht längere Zeit in die Augen sehen kann, da sie dann immer noch ein Schamgefühl verspürt.

### Therapieziele

Beschwerden, die heute behoben werden sollen: Unfähigkeit, einem Partner längere Zeit in die Augen zu sehen, Unfähigkeit, sich zu wehren oder nein zu sagen, sehr kurzer Orgasmus.

### Kinesiologischer Test

Die Unfähigkeit, dem anderen in die Augen zu blicken und die Unfähigkeit, nein zu sagen testen mit schwachem Arm, ebenso kalte bis eiskalte Finger und Zehen mit der Unfähigkeit, mit kalten Füßen einzuschlafen. Diese Momente testen schwach. Der Arm wird stark unter Silicea D 10.000 sowie Tuberculinum D 10.000, das im synthetischen Repertorium von Schroyens, 7. Auflage, auf Seite 139 mit einem einzigen einwertigen Mittel unter „Schamgefühl bei Kindern" aufgeführt ist: Tuberculinum.

### Weitere Vorgeschichte

Um Tuberculinum zu bestätigen, werden folgende Tatbestände aus der Vergangenheit noch erhoben:
Renata war immer erkältet, hat sich jede Erkältung eingefangen, die die Umgebung anzubieten hatte, sie war bis vor 1 1/2 Jahren ständig mit Bronchitis beschäftigt. Es gab auch Bettnässen bis zum Jahre 2003, wobei dieses Problem nur im elterlichen Hause auftrat, nicht aber im Urlaub oder in den Kliniken. Hier mögen also psychische Ursachen die Hauptrolle spielen. Es gibt ein Ekzem, das sich über die gesamte Brust ausbreitet. Kein Juckreiz. Gutes Ansprechen auf Salben. Keine Angst vor Hunden. Keine Lymphknotenschwellungen, keine Tuberkulose in der Familie bekannt.

### Lieblingsfarbe und Schrift

Die Patientin wählt ein kräftiges Knallblau (20 A 8) als Lieblingsfarbe, während sie vorher eher Königsblau genannt hatte (22 E 8). Jedenfalls konnte sie sich auf mittlere Blautöne festlegen.

Eine Schriftprobe mit zwei weiteren Vergleichsproben von Tuberculinum Patienten von H. V. Müller zeigen eine bedeutende Ähnlichkeit, etwa Grad 2 bei einer Einstufung von 0-3.
Nach Müller hat Tuberculinum einen mittleren Blauton, etwa 20 C 8 und 20 D 8 im Farblexikon nach Kornerup und Wanscher. Dieser Farbton würde in etwa zwischen dem gewählten Farbton 20 A 8 und dem Königsblau 22 E 8 liegen. Die Schrift hat dabei eine starke Ähnlichkeit, so dass Tuberculinum sowohl durch die Arzneimittellehre als auch durch Lieblingsfarbe und Schrift bestätigt werden kann.

**Kinesiologischer Test**

Schamgefühl und Unfähigkeit, nein zu sagen testen stark gegen Tuberculinum D 10.000, 5 Globuli alle zwei Wochen für drei Monate.

**Therapie:**

Die erste Dosis wird hier dreimal hintereinander mit Klopftechnik appliziert, die übrigen 5 Dosen werden der Patientin in Form von Globuli mitgegeben.

Von Oktober 2003 bis März 2004 hatte ich also diese Patientin fünf Mal gesehen. Sie hat ihr Leben vollkommen umgewandelt. Während sie zu Beginn noch sehr gehemmt war und unter einer massiven Selbstwertstörung gelitten hatte, war nun aus ihr eine lebensfrohe und offene Frau geworden, die dem Leben wieder Lust und Freude abgewinnen konnte.

Sie ist ein Beispiel dafür, wie weitreichend der Segen der Enttraumatisierung reicht, wenn man die Technik richtig nutzt und zusätzlich mit homöopathischen Mitteln unterstützt.

## Fall 20 – Angststörung, Fehlgeburt

### Anamnese vom 03.04.2009:

Die Familie der 1949 geborenen Martha kommt mit den Kindern Emil und Manuela.
Im Januar und Februar 2009 war sie in zwei Kliniken mit enttäuschenden Ergebnissen. Zur Zeit hat sie keine Angst mehr, plötzlich zu sterben, auch die Ängste vor einer Krebserkrankung sind nicht mehr präsent. Aber sie hat noch Angst, wahnsinnig zu werden, sie kann sich nicht mehr ertragen. „Irgendetwas passiert mit mir". Sie hat Angst, furchtbar zu enden, jeder Moment ist ein Ausnahmezustand. Alles fühlt sich fremd an.

### Fehlgeburt:

„Die Fehlgeburt war ganz schlimm". Sie hatte die Wut auf sich, und sie wollte sich auch nicht trösten lassen.

Damals trennte sie sich in sich selbst, die „gute Martha" war wütend auf die „unfähige Martha". Diese Wut und Trauer halten genau genommen bis zur Gegenwart an, da sie nicht vollständig aufgelöst werden konnten. So wurde sie allmählich zu „ihrem eigenen Feind", wie sie auch heute morgen noch zu ihrem Therapeuten formuliert hat.

### Reaktionen auf die Fehlgeburt:

Die Mutter war traurig, sagte, das passiert vielen Frauen.
Die Schwiegereltern sagten, besser früh als später eine Fehlgeburt erleiden. Das traf sie sehr. Ihr Mann Wolfgang sagte: „Traurig, aber vielleicht ist es besser so".

Verlauf der Schwangerschaft: sie wusste von der Schwangerschaft durch einen positiven SS – Test und durch einen erhöhten Beta – HCG Wert, der aber dann nicht weiter anstieg, sodass klar war, dass sie das Kind sehr früh verlieren würde. Im Ultraschall war nichts nachzuweisen. Also weinte sie und wartete darauf, dass endlich alles abging. Auch beim Abgang konnte sie keine Strukturen erkennen, die auf ein noch so kleines Kind hinwiesen. (HCG heißt Humanes Choriongonadotropin).

Da das Gespräch jetzt nicht mehr auf einen Hochzeitstermin fixiert war und das Thema quasi ausgespart wurde, kam bei ihr der Gedanke auf: Kein Kind, keine Hochzeit. Das kränkte sie tief, da ihr Wert nun auf die Fähigkeit, ein Kind zu gebären, reduziert schien.

**Die Gefühlswelt:**

Wut auf sich selbst – Chamomilla D 100 Mio.
Angst vor Kreutzfeld Jacob Erkrankung und Demenz: Arg. nitr. D 100 Mio.
Demütigung: Staphisagria D unendlich.
Enttäuschung: Caladium D 100 Mio. (über Kommentare)
Trauer: Rubin D 1000, Nat mur D 100 Mio.
Todesangst: Aconit D unendlich.

**Therapie**

Alle Mittel werden per Stirnstrich eingestrichen.

**Wirkung der Therapie**

Druck über der Brust zunächst verschwunden. Stirndruck persistiert. Er wandert nach den Mitteln Heilstein der Heiler D 100 Mio., Hypothalamus D 30 und Lobus temporalis D 30 langsam über die linke Augenbraue zur linken Schläfe, wo er zunächst verschwindet.

### EMDR

Sie sieht sich zunächst im Bett mit weitgehend über den Kopf gezogener Decke. Dieser Wuschelkopf wird später unscharf. Es kommen weitgehend keine Bilder, aber das Körpergefühl, Druck in der Stirn und Druck über der Brust wechseln immer wieder von stärker zu schwächer und kommen beim nächsten Trauma wieder auf.

Im Laufe der EMDR werden die Mittel für Wut, Angst, Demütigung, Enttäuschung, Trauer und zuletzt Todesangst gegeben.

### Endergebnis

Bei den Stichwörtern Trauer, Enttäuschung, Wut, Hoffnungslosigkeit, Angst vor schlimmem Ende kommen keine Gefühle mehr auf.

Im kinesiologischen Test erscheint zu den Stichwörtern jeweils ein starker Arm.
Bei Rezidiv könnten diese Mittel jeweils nach Bedarf gegeben werden.

### Überlegungen zum Fall

Hier scheint eine schwere Angststörung vorzuliegen, deren Beginn zunächst nicht aufgeklärt werden konnte.

### Anamnese vom 05.12.2008:

Martha berichtet, ihre Eltern stammen aus Slowenien, wo sie selbst auch geboren ist.
Auf meine Aufforderung, alles zu erzählen, was sie los werden möchte, antwortet sie: „Was ich habe? Wo fange ich an?".

Seit 6 Monaten hat sie Angst, eine Krebserkrankung zu bekommen. Der Vater hat Bronchialkarzinom, das kann der Auslöser gewesen sein. Zunächst hatte sie bei sich einen Lymphknoten getastet, im Urlaub bei den Eltern wurde es so schlimm, dass sie meinte, sie hätte ein Mammakarzinom. Der Mann musste sie per Flugzeug abholen.
Sie war sich ganz sicher, dass sie einen Brustkrebs hat, aber die Untersuchungen waren negativ. Statt mit Erleichterung reagierte sie mit neuen Orten, wo bei ihr Krebs entsteht, Uterus, Gehirn. Nach einer Sehstörung war sie sicher, dass sie jetzt einen Hirntumor habe. MRT Untersuchungen des Kopfes folgten, alle ohne pathologisches Ergebnis.
Die Angst war immer präsent. Sie entwickelte das Gefühl, dass sie zusätzlich bald sterben muss. Sie denkt „ich werde wahnsinnig".
Sie phantasiert, sie habe eine Kreutzfeld Jacobs Erkrankung oder Tollwut. Sie denkt, das ist nicht sie selbst, die da morgens aufwacht. Erscheinungen einer Entpersönlichung.

Seit wenigen Tagen nimmt sie ein Mittel gegen Angst ein, das ihr aber nicht bekommt. Zusätzlich scheint es nicht zu wirken (kinesiologisch: keine Wirkung, keine Verträglichkeit, also sofort absetzen). Sie ist sicher, dass sie nie mehr gesund wird.

**Familienanamnese:**

Der Vater hat wegen seines Bronchialkarzinoms Atemnot. Das Verhältnis zu ihm sei normal. Das Verhältnis zur Mutter sei sogar sehr gut.
Sie hat noch zwei Geschwister, Zwillingsbrüder, die 5 Jahre jünger sind als sie selbst. Mit dem einen, Denis, versteht sie sich gut, mit dem anderen, Gerhard, gibt es viele Differenzen und Rangeleien.

Spontan frage ich nach Fehlgeburten. Sie hatte eine Fehlgeburt vor 10 Jahren, zwischen der ältesten Tochter, Henny, die von einem anderen Mann ist, und den beiden darauf folgenden Kindern Emil und Manuela.
Damals war ihr Gefühl Trauer und Wut auf ihren Körper, der das Kind nicht richtig hingekriegt hatte. Trauer deshalb, weil es das erste Kind von Xaver gewesen wäre, mit dem sie jetzt verheiratet ist.
Wut und Trauer dauerten an, bis ihr erstes gemeinsames Kind, Emil, geboren wurde.

Das Verhältnis zu ihrer Tochter Henny ist „ganz schlecht". Henny macht ihr den Vorwurf, dass die Mutter ihr Leben zerstört hat, indem sie Xaver geheiratet hat und aus der trauten Zweisamkeit ausgebrochen ist. „Der ganze Tag ist Kampf". Henny schreit, schlägt, stiehlt, lügt.

Bis zu ihrem Einzug bei Xaver, als Henny 3 Jahre alt war, hatte sie zunächst 2½ Jahre als allein erziehende Mutter bei ihren Eltern gelebt, davor anscheinend bei dem Vater von Henny.

In diese Zeit fällt auch ihre „erste Periode von Allergie und Angst". Damals hatte sie eine Nahrungsmittelallergie mit den Symptomen plötzliches Herzrasen, Luftnot, Schwellung der Augen, Angst zu sterben. Eines Tages überfiel sie damals die erste Angstattacke aus heiterem Himmel. Plötzlich hatte sie Angst, sie könnte sterben. Das war 1997.

Oma Bettina hatte auch immer Angst, sagte den Weltuntergang ständig voraus, hat alle „damit verrückt gemacht, sagte immer, sie würde sterben, oder die Welt ginge unter". Das war die Oma mütterlicherseits.

Diese Oma Bettina lebt noch, sie ist jetzt 80 Jahre alt, es besteht aber kein enges Verhältnis.
Die Oma väterlicherseits war früh verstorben, als ihr Vater erst 5 Jahre alt war.

Sie selbst hat Angst um alles, um den Mann, um die Kinder, wenn sie aus dem Haus sind.

1993 Henny
1997 erste Angstattacke
1998 Fehlgeburt
2003 Emil
2005 Manuela

Bruder Gerhard, Oma Bettina, Mutter Kerstin und Tochter Henny werden getestet. Alle kommen mit schwachem Arm und werden einzeln nachbehandelt:

**Bruder Gerhard:**

Arsen, Rubin, Türkis D 100 Mio., Familienaufstellung, Seelenanteile, Yucca.

**Oma Bettina:**

Arsen, Rubin, Türkis D 100 Mio.,
Hyoscyamus D 30, Familienaufstellung D 1000, Seelenanteile D 30, Yucca D 1000, Anacardium D 30, Türkis D 1000, Dumortierit D 100 Mio.

**Mutter Kerstin:**

Arsen D 100 Mio., Rubin D 1000, Türkis D 100 Mio., Ignatia D 1000, Staphisagria D 1000, Familienaufstellung D 1000, Seelenanteile D 30, Yucca D 1000, Anacardium D 30, Türkis D 1000, Dumortierit D 100 Mio.,

**Henny:**

Arsen D 100 Mio., Rubin D 1000, Türkis D 100 Mio., Ignatia D 1000, Staphisagria D 1000, Stramonium D 30, Hyoscyamus D 30, Anacardium D 30, Türkis D 1000, Dumortierit D 100 Mio., Familienaufstellung D 1000, Seelenanteile D 30, Yucca D 1000, Lachesis D 300.000, Palladium D 100 Mio., Caladium D 100 Mio., Scheitelchakra D 30, Stirnchakra D 30, Herzchakra D 30.

**Ihre eigene Angst wird so behandelt:**

Anacardium D 30, Türkis D 1000, Dumortierit D 100 Mio., Lachesis D300.000, Scheitelchakra D 30, Stirnchakra D 30, Familienaufstellung D 1000.

Ihre Angst spürt sie als Druck auf der linken Stirnseite. Dieser Druck ist am Anfang auf der Skala bei 3. Nach der Behandlung jetzt bei Skala = 1.

**Therapie der Fehlgeburt:**

**Wut:** Chamomilla D 100 Mio., Cicuta virosa D 1000, Colocynthis D 1000,
**Trauer:** Nat mur D 100 Mio., Rubin D 1000, Luesinum D 200, Carcinosinum D 200, Acidum phosphoricum D 1000.

Die Therapie erfolgte bis hierher ausschließlich mit Stirnstrich.

Angst, wahnsinnig zu werden = Helleborus D 30.
Nach der Therapie ist der Arm bei „Angst, wahnsinnig zu werden" stark.
Dieses Mittel wurde nach Sehgal gefunden (wiederholt die Frage, hell 1w).

Wirkung: Stirndruck noch bei Skala = 1.

**Therapie im Alphazustand:**

Hier erscheint um das Konturenmännchen ein Schneegestöber, was auf den Namen hinweist. Unter Schnee D 30 verschwindet das Schneegestöber.
Nach der mentalen Therapie: Stirndruck fast weg.

**Mentaler Test:**

Was spürt sie, wenn sie daran denkt, dass sie bald sterben muss?
Druck auf der Brust.

Angst zu sterben: Arm schwach. Stark gegen Aconit D unendlich.
Angst um alles und jedes: Arm schwach, stark gegen Argentum nitricum D unendlich.

**EMDR**

Hier wird eine kurze EMDR eingeschaltet, die weitgehend regelrechte Augenbewegungen zeigt. Danach ist ihr schummerig, schwindelig, Kopf wie eingenebelt.

**Beginn und Ursprung der Angst**

Kinesiologisch erscheint der Beginn ihrer Angst zu sterben im ersten Drittel der Schwangerschaft.
Hierzu berichtet sie: die Mutter war 17 Jahre alt, als sie mit ihr schwanger wurde, war nicht verheiratet. Damals hatte sie wohl Angst, was sie mit dem Kind machen sollte. Letztlich entschied sie sich, den Vater des Kindes zu heiraten. Diese Ängste hat sie alle übernommen.
Kontrolle: Sie leidet auch unter Flugangst! Die Flugangst war ebenfalls in dem ersten Drittel der Schwangerschaft entstanden.

Anschließend wird „EMDR D 1000 und Mandelkern D 30" per Stirnstrich appliziert.
Wirkung: sie spürt, wie sich etwas in ihrem Kopf bewegt.

Sie berichtet, dass sie als Mädchen furchtbar Angst hatte, der Vater könnte gegen einen Baum fahren. Er sagte sinngemäß: Wenn ihr nicht brav seid, fahre ich uns alle gegen einen Baum.

Für diese destruktive Situation wird Luesinum D 200 und Lachesis D 300.000 gegeben. Da sie als Surrogat ungeeignet erschien, wurde die Medikation mental verabreicht.

**Wirkung:**

Der Druck in der Stirne war nun weg, der Druck auf der Brust ebenfalls.

**Mentaler abschließender Test:**

Wenn sie daran denkt, dass sie bald sterben muss, ein Karzinom bekommt und wahnsinnig wird: Es passierte nichts mehr. Keine aufsteigende Angst, kein Stirndruck, kein Druck auf der Brust.

**Frage:**

Soll sie die Termine beim Psychiater und Psychotherapeuten beibehalten oder alles nur homöopathisch versuchen?
Beim Psychiater gibt es in aller Regel nur eine Option, eine medikamentöse Therapie.
Beim Psychotherapeuten ist die Frage, wie er ihre Problematik bearbeitet.
Die Entscheidung wurde ihr überlassen.

**Auswahl der homöopathischen Mittel im kinesiologischen Test:**

Anacardium D 30,
Türkis D 1000,
Dumortierit D 100 Mio.,
Lachesis D 300.000,
Scheitelchakra D 30,
Stirnchakra D 30,
Familienaufstellung D 1000,
Natrium chloratum D 100 Mio.,
Rubin D 1000,
Luesinum D 200 (1 x pro Woche),
Carcinosinum D 200 (1 x pro Woche)
Helleborus D 30,
Aconit D unendlich,
Argentum nitricum D unendlich,
EMDR D 1000 und
Mandelkern D 30.

**Verlauf vom 10.12.2008**

Hierzu finde ich diese Mail von Martha:
„Gerne möchte ich Ihnen mitteilen, wie es mir seit der Behandlung ergangen ist.

Am Tag nach der Behandlung ging es mir sehr, sehr schlecht. Ich lag im Bett, spürte am ganzen Körper den nahenden Tod, und konnte nicht aufstehen. Diese Angst hielt ungefähr bis mittags an und wurde dann von starkem, undefinierbarem Unwohlsein abgelöst, was bis abends anhielt. Ich versuchte zwischendurch immer wieder meinen Körper dazu zu bringen, umzufallen, doch das passierte "leider" nicht. Abends gegen 19:00 Uhr ging es mir dann plötzlich besser, und ich hatte die Zuversicht, dass ich es nach einer eventuellen Erstverschlimmerung nun vielleicht jetzt doch schaffen könnte. Doch der nächste Morgen

fing wieder grauenvoll an, das Gefühl, wahnsinnig zu werden, wechselte sich ab mit starkem Unwohlsein und großer Hoffnungslosigkeit, ich war mir sicher, es sei nichts mehr zu machen. All das legte sich im Laufe des Tages wieder etwas. Doch die Tage sind so nicht zu ertragen, was halten Sie von einer Psychotherapie???
Ich habe derzeit überhaupt keine Hoffnung mehr, dass ich je wieder gesund werde.
Vielleicht haben Sie noch eine Idee, sollte ich mich nochmals irgendwo untersuchen lassen??
Viele Grüße – Martha".

### Überlegungen zum Fall

Zu Beginn gab es eine geradezu psychotische Situation, in der Angst vor allem und jedem bestand, vor allem aber die Karzinophobie, die so stark war, das sie alle möglichen Orte wahrnahm, wo ein Karzinom entstehen könnte. Die klinische Bestätigung, dass alles in Ordnung wäre, beunruhigte sie wie bei einer Zwangsneurose und führte zu weiteren Störungen, statt zu einer Erleichterung.

Interessanterweise kam über eine Wiederholung der Frage das Mittel Helleborus ins Spiel (nach Sehgal), das einen Teil der Symptomatik auflösen konnte.

Letztlich schienen aber die „destruktiven Mittel" Lachesis D 300.000 und Luesinum D 200 dazu beigetragen zu haben, dass der Druck und die Angst völlig verschwinden konnten.
Bei Störungen, die bereits im Mutterleib entstehen, resultieren häufig Ängste, die ein ganzes Leben durchziehen.

Das Durchhaltevermögen bei der Patientin hatte nicht ausgereicht, um homöopathisch „an der Stange" zu bleiben. Anscheinend war sie nicht in der Lage, sich an dem Erfolg zu orientieren, der immerhin für einige Stunden am Folgetag aufgetreten war. Der Rückfall in die Psychotherapie, die bisher nichts erbracht hatte, scheint zwar angenehm zu sein, aber vom Erfolg her nicht sehr zielführend.

### Erinnerung an einen anderen Fall von Flugangst

Als ich 2005 das zweite Mal in Neuseeland war, traf ich auf eine Abiturientin aus Köln, die als Freund einen Piloten hatte. Da sie selbst aber heftig unter Flugangst litt, war sie an einer Auflösung dieser Störung interessiert. Im kinesiologischen Test kam damals der Beginn der Flugangst im 3. Schwangerschaftsmonat, also wie bei der oben genannten Patientin im vorgeburtlichen Bereich.

Als ich sie fragte, wovor die Mutter Angst gehabt haben könnte, vor einer unsicheren Bindung zum Vater, oder vor finanziellen Engpässen, meinte sie, nein sie wüsste ganz genau, wovor die Mutter Angst gehabt hätte.

Bei der vorherigen Schwangerschaft hatte sie eine Eileiterschwangerschaft gehabt, die zu plötzlichen und heftigsten Schmerzen geführt hätten, sodass sie notfallmäßig im Krankenhaus operiert werden musste. Bei der nächsten Schwangerschaft hatte sie wieder furchtbare Angst, die Eileiterschwangerschaft könnte sich wiederholen. Bei der nächsten Schwangerschaft ging dann alles gut, aber die Angst hatte sich auf die Tochter übertragen und war als Flugangst zurück geblieben. Als Mittel kam damals Arsenicum album D 100 Mio.

Leider gab es dann keine Rückmeldung mehr, trotz Nachfrage.

## Ein weiterer Fall von Flugangst

Ein weiterer Fall von Flugangst wurde mir während einer Sitzung für Raucher mit dem Wunsch nach Raucherentwöhnung mitgeteilt. Einer der Kandidaten, der bereits 60 Jahre alt sein mochte, erzählte, er habe, seit er sich erinnern kann, immer furchtbare Angst vor dem Fliegen gehabt.

Nachdem ich getestet hatte, dass seine Flugangst im ersten Drittel der Schwangerschaft entstanden war, fragte ich ihn, wovor seine Mutter denn so eine schwere Angst gehabt haben könnte, dass diese sich bei ihm als Flugangst erhalten hätte.

Er erzählte, dass seine Mutter 30 Jahre alt war, als sie mit ihm schwanger wurde. Sein Vater hingegen war bereits 60 Jahre alt. Die Ärzte rieten seiner Mutter zur Abtreibung, wegen des Alters seines Vaters. Die Chance für eine Missbildung wäre erheblich. Somit setzten sie seine Mutter unter Druck und schürten ihre Angst vor einer Behinderung. Diese ließ erst im Laufe der Schwangerschaft nach, als im Ultraschall nach und nach klar wurde, dass es keine erkennbaren Schädigungen geben würde. Wenn man so will, handelte es sich hier um eine iatrogen induzierte Flugangst.

## Fall 21 – Depressionen, Ängste, Gewalttätigkeit, Suizidalität

### Anamnese vom 02.06.2008

Mit 14 Jahren sei der heute 58 Jahre alte Hans nach Stuttgart zur Metzgerausbildung gekommen, damals wurde ihm geraten, die Lehre abzubrechen. Das wollte er aber nicht, da sein Vater auch Metzgermeister war und sein älterer Bruder die Lehre auch schon abgebrochen hatte. So wollte er nicht als Versager dastehen.
Damals begann es mit einer Blasenentzündung, dass er den Urin nicht immer halten konnte. Er hatte immer panische Angst, wenn er an einem Ort war, wo er nicht weg konnte, dass etwas in die Hose geht. Dies traf zu bei allen Feierlichkeiten, seiner eigenen Hochzeit, der Beerdigung seines Vaters, aber auch bei allen Prüfungen.

Er lernte mit seinen Ängsten umzugehen, indem er sich auf die Blase konzentrierte, diese abends anspannte, seine Füße warm hielt und Freibäder vermied.
Während der Nachtschichten bei dem zivilen Teil der Bundeswehr musste er teilweise 15 bis 20 Mal auf die Toilette gehen, um Wasser zu lassen. Stuhldrang spielte dabei keine Rolle. Er hat also Angst, zu versagen und Angst, Urin zu verlieren.

Seit dem 20. Lebensjahr spürt er Ganzkörperschmerzen. Der Körper ist immer muskulär verspannt, und diese Spannung spürt er auch jetzt auf der Skala bei 8. Die erste Tetanusimpfung hatte er schon schlecht vertragen, nach der zweiten Tetanus Impfung sei er „fast gestorben". Anscheinend hatte sich seine extreme Muskelspannung durch diese beiden Impfungen entwickelt.

Wenn er gekränkt wird, rastet er aus, dann kann es passieren, dass er gewalttätig wird. Wenn er nicht gebremst wird, hat er dann das Gefühl, er würde den Gegner am liebsten erschlagen.

Ein Verfahren wegen Verdacht auf versuchten Totschlag wurde aber im Mai 2008 eingestellt.

Hier sei jetzt seine letzte Chance. Wenn er eine Pistole zuhause gehabt hätte, hätte er sich schon die Kugel gegeben.

**Systemtestung für Angst**

Spurenelemente schwach, hier Kupfermangel schwach, stark gegen Cuprum aceticum D 12,
Tetanusimpfung schwach, stark gegen Tetanus Toxin D 30,
Simile schwach, stark gegen Hyoscyamus D 30 (stärker als Stramonium D 30),
Herz- und Scheitelchakren kommen in der D 30.

**Erste Therapie**

11 Uhr 29 Mittel 1 bis 5 als Stirnstrich.

**Wirkung**

Muskelspannung von Skala 8 geht zurück auf 6 bis 7.

**Zweite Therapie**

Um 11 Uhr 31, zweiter Stirnstrich der Mittel 1 bis 5.

**Wirkung**

Muskelspannung geht zurück auf Skala = 6.

**Dritte Therapie**

Um 11 Uhr 36: Alle fünf Mittel werden als Globuli gegeben.

**Wirkung:**

„Die Spannung hat definitiv nachgelassen. Skala 5 bis 6".

**Überlegungen**

Der Patient ist sehr nett, freundlich, zugewandt, steht aber unter Druck, muss manchmal mit seinen Ausführungen gestoppt werden.
Diese starke muskuläre Anspannung finden wir in dem heute extrem selten auftretenden Bild des Tetanus, die muskuläre Tetanie, die extreme Anspannung, manchmal sogar mit Opisthotonus.
Diese Spannung des Tetanus ist hier geradezu zu spüren.

Der Muskeltonus wird anscheinend noch zusätzlich durch eine Kupferbelastung gesteigert.

**Anamnese vom 03.06.2008**

Heute morgen sei erwacht mit den Ängsten um seine Mutter, oder um sich selbst, dass er es mit der Mutter nicht schaffen kann. Es kam ihm vor wie ein Berg, über den er nicht hinüber kommt. Er hat Angst, zu versagen, würde am liebsten weglaufen. Er setzt sich selbst unter Druck. Das war aber nicht immer so. In der Schule hatte er noch gerne Referate gehalten, später dann hatte er Angst.

Zum Thema Kupfer fiel ihm ein, dass ein Internist ihm eine Kupferstoffwechselstörung, einen Morbus Wilson, bestätigt hatte! Es gibt bei ihm also tatsächlich eine Kupferspeicherkrankheit mit einem erhöhten Kupferspiegel!

Die Muskelspannung sei nach unserer gestrigen Sitzung noch besser geworden, läge dann ab heute bei Skala = 5. Heute morgen Spannung in den Oberschenkeln, Skala ca. bei 6. Als er die Röhrchen mit den Globuli auf meinen Schreibtisch stellt, sind alle 10 Schraubverschlüsse defekt, abgeplatzt oben oder seitlich, weil die Spannung, mit der sie zugedreht wurden, zu stark war. Ein seltenes und eindrucksvolles Bild.

### Erste Therapie

Um 10 Uhr 20 Argentum nitricum D 1000 per Stirnstrich.
Eine Minute später als Globuli.

### Wirkung

Um 10 Uhr 25 meint er, er habe gar keine Muskelspannung mehr, später empfindet er sie als halbiert, ca. bei Skala = 3.

### Zweite Therapie

Argentum nitricum D 1000 als Globuli.

### Dritte Therapie

Phosphor C 1000, 5 Tropfen (Fa. Reckeweg)

Beginn der Blasen- und Angststörung per Muskeltest im 22. Lebensjahr. Nach seinem Empfinden kann das auch so sein.

Nach einem Schreckerlebnis sei er immer sehr schreckhaft gewesen, Schreckerlebnisse verfolgen ihn noch jahrelang. Hierfür erhält er Phosphor C 1000, 5 Tropfen, Fa. Reckeweg.

### Traumaanamnese

Mit ca. 6 Jahre sei er einmal im Freibad fast ertrunken, der Bademeister konnte ihn gerade noch rechtzeitig rausziehen. Damals hatte er das Gefühl, das letzte Stündlein habe geschlagen.

Als er ca. 4 oder 5 Jahre alt war, wäre er fast von einem Lastwagen überfahren worden. Die Räder standen nur noch wenige cm von ihm weg, als er zum Stehen kam.

## Mentaler Test

Um 10 Uhr 31 wird getestet, was er empfindet, wenn er an die Mutter denkt. „Ich fühle mich an wie mit Valium". Er kann nur noch mit Mühe die Mutter gedanklich aktivieren, auch die Angst ist kaum noch hervorzuzerren, liegt bei höchstens Skala = 1.

Traumata Ertrinken und Überfahren werden testen stark, „ohne Phosphor C 1000" schwach. Phosphor wirkte hier als Enttraumatisierungsmittel!

## Weitere spontane Anamnese

Der Vater sei durch den Krieg verroht worden, habe ihn immer wieder halb tot geschlagen. Damals las er Tom Sawyer und Huckleberry Finn. Er schlafwandelte damals auch nachts. Eines Ta-ges konnte er die Schläge des Vaters nicht mehr aushalten und wollte aus dem Fenster springen. Er saß schon auf der Fensterbank, seine Schwester hat ihn da wieder hereingeholt.

Fotodokumentation vom 04.06.2008, Risus sardonicus, „wilde Augen".

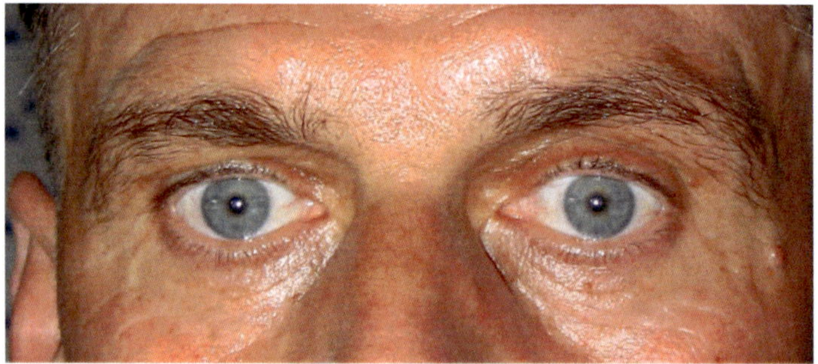

### Anamnese vom 05.06.08

Von 15 bis 16 Uhr sprechen wir über psychische Traumata, die Fehlverarbeitung im limbischen System, das die Impulse ins vegetative Nervensystem weiter leitet anstatt in den Temporallappen.

### Kinesiologischer Test

Limbisches System testet schwach.
Stark gegen Mandelkern D 30,
stark gegen EMDR D 1000.
Fotodokumentation von der hochgestellten Iris. „Augenposition".
Zur weiteren Angstlinderung wird Argentum nitricum D unendlich gegeben.

Die Muskelspannung ist von ca. 8 auf ca. 4 heruntergegangen. Er hat schlecht geschlafen, ist wieder, wie immer, mit Angst erwacht.

Nach Applikation der drei Mittel als Stirnstrich kommt limbisches System und Angst mit starkem Arm.

### Vierte Sitzung vom 06.06.2008

Er ist angstfrei erwacht! Die Muskelspannung ist weiterhin bei 4. Der Gedanke an die künftige Beerdigung der Mutter löst noch ein leichtes Unsicherheitsgefühl im Bauch aus, das unter Sakralchakra D 30 nahezu völlig verschwindet. Auch die Vorstellung der Beerdigung der Mutter ist nach Applikation von Sakralchakra D 30 nur noch schwer zu generieren. Als er die Röhrchen dieses Mal auf den Tisch stellt, - alle mussten wegen der defekten Schraubverschlüsse ersetzt werden – sind alle Schraubverschlüsse in Ordnung – die Spannung musste nachgelassen haben, schon sichtbar an den Fläschchen!

**Anamnese vom 23.01.2009:**

Er kommt mit seiner Frau zu einem Einzeltermin.

Kinesiologisch werden als Traumata getestet: Zeugung, erstes Drittel der Schwangerschaft und 1. bis 10 Lebensjahr.

Folgende Mittel erhält er als Kompensation für diese Traumata als Vorbereitung auf unsere erste EMDR:
Zeugung D 100 Mio., Arsenicum album D 100 Mio., Rubin D 1000, Türkis D 100 Mio., Ignatia D 1000, Staphisagria D 1000, Hyoscyamus D 30, Stramonium D 30, Palladium D 100 Mio., Caladium D 100 Mio., EMDR D 1000, Mandelkern D 30, Familienaufstellung D 1000, Yucca D 1000, Seelenanteile D 30.

**EMDR**

Bild, Vater weckt ihn mitten in der Nacht und prügelt ihn halb tot. Er ist noch ganz benommen und weiß gar nicht, um was es überhaupt geht.
Damals war er so tief gekränkt, dass er suizidale Gedanken entwickelte.

Die Augen sind zunächst so unruhig, dass wir versuchen, das filmisch festzuhalten, was wegen der mangelhaften Beleuchtung des Zimmers nicht gelingt. Im Verlauf der Sitzung wird die Augenbewegung insgesamt sehr viel ruhiger und gleichmäßiger mit immer weniger Ausrutschern.

Erste Reaktion:
Er verspürt Angst in seinem Bauch. Arsenicum album D 100 Mio.
Zweite Reaktion:
Er spürt Zittern und Angst in seinen Extremitäten. Gelsemium D 1000.

Dritte Reaktion:
Er spürt Hilflosigkeit. Caladium D 100 Mio.,
Vierte Reaktion:
Er spürt Druck im Sonnengeflecht, dann ist der Druck und die Angst völlig weg, dann kommt alles leise wieder. Sonnengeflecht D 30.
Fünfte Reaktion:
Unsicherheitsgefühl im Sonnengeflecht. Hierfür gebe ich Arsen, Gelsemium, Caladium und Sonnengeflecht D 30.
Danach testen wir wieder: Zeugung, erstes SS – Drittel und 1. bis 10. Lebensjahr. Starker Arm.
Anschließend Versuch eines Heilschlafes.
Wirkung: Etwas hat sich aufgelöst.

### Empfehlung

Sonnengeflecht D 30 und Gelsemium D 1000 zur weiteren Auflösung der Angst empfohlen.

### Überlegungen zum Fall

Hier scheint es durch die potenziell lebensrettenden Impfungen mit Tetanustoxin zu einer schweren physischen und psychischen Reaktion gekommen zu sein, die in seinem gesamten Nervensystem Spannung aufgebaut hat, wie wir sie vom Krankheitsbild des Tetanus, des Wundstarrkrampfes kennen. Daher kam im Muskeltest auch Tetanus Toxin
D 30.

Die innere Spannung machte sich in seinen wilden Augen bemerkbar, aber auch in seiner Unfähigkeit, den Druck beim Zuschrauben der Gläschen nachzulassen, wenn er spürte, dass es „reicht". Bei einer der nachfolgenden Konsultationen kam es dann dazu, dass alle Schraubverschlüsse wieder ganz blieben, offensichtlich, weil die Spannung, seine Angst und seine Traumata deutlich nachgelassen hatten.

Ein Kontrollfoto zeigt, dass seine Augen jetzt „mild" geworden sind. Eine sehr eindrucksvolle Entwicklung, die auf die Enttraumatisierung zurückzuführen ist.

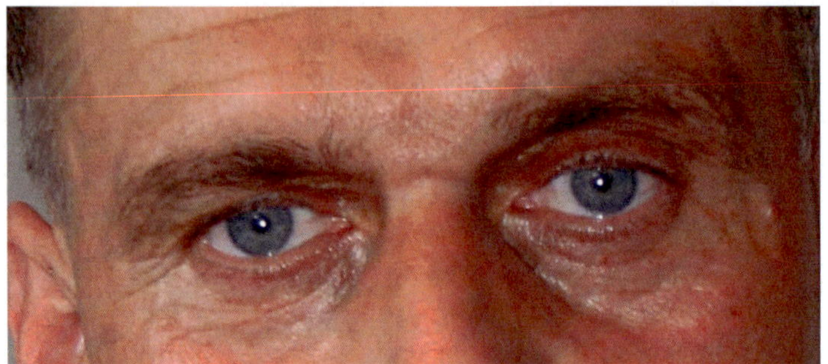

## Fall 22 – Hilflosigkeit, Ablehnung der Mutter mit Hassgefühlen

### Traumaanamnese vom 26.08.2003

Rosemarie berichtet, dass ihre Mutter eine religiöse Fanatikerin gewesen sei und sie schon mit 5 Jahren regelmäßig in die Kirche gehen musste. Dabei beobachtete die Mutter ganz genau, ob sie richtig saß, kniete, stand, betete und mitsang. Diese Kontrolle in der Kirche, der sie nicht entfliehen konnte, rief in ihr das Gefühl der Hilflosigkeit und auch des Hasses auf die Mutter wach, beide Gefühle werden auf der Skala 0 bis 10 mit der Stärke 8 bezeichnet.

Der Vater habe die Kinder häufig bedroht, sei ein furchtbarer Tyrann gewesen und nur durch die Anwesenheit ihres Onkels, der ebenfalls in der Familie lebte, konnte sie diese Situation überhaupt ertragen.

### EMDR

Kurz vor Beginn bei der Visualisierung der Kirche steigen ihr die Tränen in die Augen. Während der ersten Runde sieht sie das Bild scharf, wie ihre Mutter sie in der Kirche von der Seite beobachtet. Der Hass wird so groß, dass sie nebenbei erwähnt, dass sie heute nicht genau wissen würde, was sie mit ihrer Mutter damals gemacht hätte.
Schon bei der zweiten Runde wird das Bild unscharf, bei der dritten Runde kann sie die Kirche gar nicht mehr visualisieren. Das Hassgefühl ist bereits von 8 auf 3 auf der Skala von 0 bis 10 herabgesunken, Hilflosigkeit kann sie gar nicht mehr spüren.

Während der dritten Runde kommt das Bild der Küche: Hier wäscht sie sich als junges Mädchen, die Mutter steht in der Türe und schaut genau zu, ob sie auch alles richtig macht.

Wieder steigt das Gefühl der Hilflosigkeit und des Hasses auf, nach weiteren zwei Runden kann sie die Küche nur noch unscharf erkennen, die Mutter ist nur noch als Kontur zu erkennen. Das Gefühl des Hasses ist nun tatsächlich ebenfalls auf 0 gesunken. Die Mutter tut ihr nun Leid. Sie kann jetzt die Schwäche und auch die Beschränktheit der Mutter erkennen.

In diesem Stadium des Mitgefühls wird die Sitzung abgeschlossen.

### Kinesiologischer Test

Zunächst hatte die Patientin unter dem Stichwort „die Mutter beobachtet mich in der Kirche" mit einem schwachen Arm reagiert, dann deutliche Verstärkung des Armes unter Staphisagria C 1000, das sie noch vor der Sitzung in Form von 5 Tropfen erhalten hat (Fa. Reckeweg).
Im kinesiologischen Nachtest testet die Patientin bei dem Stichwort „Beobachtungen in der Kirche" mit einem starken Arm.

Subjektiv ist die Patientin erleichtert und etwas erschöpft.

### Überlegungen zum Fall

Eine emotionale viele Jahre andauernde Ablehnung der Mutter mit Hassgefühlen konnte sich in einer einzigen Sitzung auflösen.

## Fall 23 – Ovarialkarzinom nach Verlust eines Freundes

### Anamnese vom 24.10.2003

Johanna hat vor 5 Jahren plötzlich den Juniorchef und besten Freund verloren, plötzlicher Tod auf dem Tennisplatz. Jetzt ist sie in der onkologischen Rehabilitation mit einem Ovarialkarzinom beidseits (pT3, Nx, L1, M1 Peritonaealkarzinose, Prognose infaust). Das Karzinom testet schwach, ebenso wie der Tod des Freundes. Gegeneinander getestet: Stärke, also Zusammenhang.

### EMDR

In der Sitzung visualisiert sie den Sarg auf dem Friedhof.
In der ersten Runde noch Auf- und Abhüpfen der Pupillen bei der Seitwärtsbewegung, in der zweiten Runde nur noch leichtes nystagmisches Zittern, dritte Rund frei, die vierte Runde zeigt freie Augenbewegungen. Gleichzeitig Beruhigung des Inneren. Der Sarg ist ab der dritten Runde von Menschen verdeckt, zusätzlich entfernt sie sich vom Sarg. Das Gefühl der Trauer wird in der vierten Runde nicht mehr gespürt.

Als Mittel kommt Natrium chloratum, das in der D 1.000 tgl. einmal gegeben wird für 7 Tage.

### Überlegungen zum Fall

Tatsächlich scheint es so zu sein, dass viele Karzinomerkrankungen ihren Start mit einer schweren emotionalen Störung nehmen, einem schweren Verlust wie in diesem Fall, oder einer schweren Kränkung, Demütigung oder anderen Traumata, die mit Angst oder Depression einhergehen mögen.

Während wir in der konventionellen Medizin auf die Gefühlsebene weniger achten, eben auch weil sie sehr subjektiv ist und daher kaum messbar, scheint der Ursprung vieler Erkrankungen in seelischen Verletzungen zu liegen. Im kinesiologischen Test haben wir eine Chance, dieser Welt der „Unermesslichkeit" aber auch der „Unmessbarkeit" näher zu kommen.

Kein geringerer als Albert Einstein sagte zu dem Thema des Zählens und des Messens: „Nur das Unzählbare zählt." Aus meiner Sicht hat er hiermit die Gefühlswelt gemeint und das Wesentliche auf den kürzesten und genauesten Punkt gebracht.

## Fall 24 – Palindromer Rheumatismus nach Misshandlungen

### Anamnese vom 30.07.2001

Hermine hatte in der letzten Zeit nur „schlechte Nachrichten" auch von Ärzten bekommen, sie ist erschöpft, schläft nachts schlecht, liegt beim Schlaf quasi hellwach, während sie tagsüber müde ist (Staphisagria). Sie hofft, dass alles auf einen kalten Knoten in der Schilddrüse zurückzuführen ist. Der kinesiologische Test zeigt, dass die Schilddrüse keinerlei Störfeld darstellt. Es wird eine abwartende Haltung und Kontrolle in vier Wochen empfohlen.

### Traumaanamnese

Hermine war von ihrem Vater in Ihrer Kindheit oft bedroht und geschlagen worden. Da er sie davor immer mit „Hermine, komm" angeredet hatte, ist ihr auch heute noch beim Namen Hermine unheimlich zumute. Auch die Mutter war oft geschlagen worden, die Polizei war oft im Hause, und oft ist auch Glas zerschlagen worden (Stramonium). Der drei Jahre jüngere Bruder hatte es auch nicht viel besser. Aber für das meiste wurde sie selbst verantwortlich gemacht.

### Bilder vor der EMDR Sitzung

„Vater" – Vorstellung, wie er auf sie zukommt, die Mutter mit abgewandtem Gesicht.
„Tod des Vaters" mit schlechtem Gewissen, Bedauern, nicht mit ihm geredet zu haben, Schuldgefühle, Ärger und Wut, warum er nicht zu Lebzeiten nett sein konnte und das Leben von ihrer Mutter, ihr selbst und ihrem Bruder zerstört hat, und dabei auch sich selbst um die Liebe des Lebens betrogen hat. „Hermine" testet: Arm schwach.

### Kinesiologische Testung und Therapie

Vater: Gewalttätigkeit des Vaters testet: Arm schwach. Gegen Stramonium D 1000: Arm stark. Mental eingeklopft. Danach: Arm stark.

### Eigene Testung

Schwellung der Arme testet (palindromer Rheumatismus): Arm schwach.
Schwellung testet gegen Kalium carbonicum C 30, C 200 und C 1000. Arm stark.
D 30 kommt zwei Mal pro Woche, Rezeptur.

### Kinesiologischer Test

Vater testet gegen Staphisagria C 1000: Arm 95% stark.
Gabe von Staph C 1000 und
C 30.
Tod des Vaters testet: Arm schwach.
EMDR, danach: Arm stark.
Nach EMDR : Hermine stark, vorher schwach.
Nach EMDR: Schuldgefühle testen, Arm stark, vorher schwach.

### EMDR nach Shapiro
### Erste Sitzung:

Enttraumatisierung der Vorstellung „Vater"

### Erste Runde

Der Vater wird zuhause vorgestellt, Hermine ist winzig klein, die Mutter klein, der Vater groß und mächtig, bedrohlich. Nach der ersten Sitzung: Herzklopfen, zugeschnürter Hals, der Hals war von innen her zugeschwollen. Schwere Atmung, Druck auf der Brust.

### Zweite Runde

Nach der zweiten Runde: nach der ersten Hälfte der Runde wird die Atmung ruhiger. Kein Herzklopfen mehr, das Bild wird unschärfer und kleiner. Keine Angst mehr.

### Dritte Runde

Nach der dritten Runde: das Bild wurde winzig (Briefmarkengröße?), die Bedrohlichkeit war verschwunden, Angst völlig weg, freie Atmung. Nachwirkung: das Decolleté war gerötet vor Aufregung.

### Zweite Sitzung vom 16.07.2002

### Erste Runde:

Enttraumatisierung der Vorstellung „Tod des Vaters".
Tod des Vaters: Er liegt friedlich, kräftig, ohne Gewichtsabnahme nach einem Jahr Bronchialkrebs und Hirnmetastasen in seinem Bett. Gefühl: Es geschieht ihm Recht, aber auch: Schuldgefühl, dass sie in der Sterbeminute nicht bei ihm war.
Gefühl: Schade, dass er sich und uns die Frucht des Lebens weggenommen hat, da er Familienmitglieder und Frauen als Eigentum betrachtete, die keine eigene Meinung haben durften.
Nach der ersten Runde: alles sehr friedlich, keine negativen Gefühle mehr.
Nach der zweiten Runde: alles friedlich.

### Kinesiologischer Nachtest

Tod des Vaters: Arm stark. Vater: Arm stark.
Hermine testet: Arm stark!
Schuldgefühle Hermine testen: Arm stark.

**Therapielokalisation**

Schilddrüsenlappen links testet: Arm stabil, rechts (kalter Knoten): Arm stabil.

Die enttraumatisierende Therapie gegenüber den schlimmen Verhaltensweisen des Vaters gegenüber seiner Frau und und seinen Kindern kann somit als abgeschlossen gelten.

## Fall 25 – Mammakarzinom nach Verlust der Tochter

### Anamnese vom 01.07.2003

Die Patientin kommt zur Aufnahme wegen Mamma Karzinom. Ihre hauptsächliche Sorge ist jedoch, dass ihre 30-jährige Tochter am 13. Januar d. J. in den USA einen Autounfall erlitten hatte, in dessen Folge sie an einer inneren Blutung plötzlich verstarb, die durch Glassplitter in Trachea und Oesophagus ausgelöst worden waren. Während die Patientin von den Details erzählt, laufen ihr die Tränen über das Gesicht. Die Intensität des Kummers, der Trauer und des Abschiedsschmerzes liegt bei 10 auf der Skala 0 bis 10. Sie konzentriert sich auf das Bild des Sarges, der in der oberen Hälfte aufgeklappt ist, so dass man die Tochter in einem hellblauen Spitzenkostüm sehen kann. Die Haare sind um das Gesicht herum drapiert. Sie hat einen friedlichen Gesichtsausdruck, als ob sie schliefe. Der Sargdeckel ist außen braun, innen ist der Sarg weiß ausgeschlagen. Blumenkränze liegen am Fuß des Sarges.

### EMDR

Während der ersten und zweiten Runde ist ihre Stimmung noch von der Trauer gefangen, sie schluckt häufig, es zuckt im Gesicht, die Halsmuskulatur ist in Bewegung. Während der dritten Runde schluckt sie nur noch einmal, die Atmung wird ruhiger, die Gesichtszüge entspannen sich etwas, die Patientin sieht jetzt im Sarg die Tochter verschwommen, nur noch die Haare sind klar zu erkennen. Das Gefühl sei etwas leichter. In der vierten Runde schluckt die Patientin nicht mehr, der Vorgang des Verschwimmens setzt sich fort, die Haare sind weiterhin gut sichtbar. Während der fünften Runde entfernt sich der Sarg etwas, als ob er weiter weg wäre, das Gefühl der Trauer liegt jetzt bei 5 auf der Skala.

In der nächsten und übernächsten Runde rutscht der Sarg immer weiter an die Wand eines großen weißen Saales, bleibt aber noch sichtbar. Gleichzeitig wird das Gefühl der Erleichterung jedes Mal um eine Stufe leichter. In den nächsten drei Runden verschwimmt der Sarg an der Wand, ist dann nur noch als Fleck zu sehen und ist schließlich völlig verschwunden.
In der letzten Runde kann die Patientin auch den Raum nicht mehr ausmachen, sondern es besteht jetzt nur noch eine einzige verschwommene Nebelwand. Das Gefühl des Kummers, der Trauer und des Abschiedsschmerzes ist nicht mehr zu verspüren. Die Patientin gibt die Intensität mit 0 auf der Skala 0 bis 10 an.

Da die Patientin unglaublich entspannt ist, wird sie für 20 Minuten auf eine Liege gelegt, so dass sie hier eine Art Heilschlaf durchführen kann. Hierbei hat sie einen völlig entspannten Gesichtsausdruck, das Thema, das sie empfinden sollte, wäre "frei von Kummer und Sorgen".

Vor der Sitzung wurde ein kinesiologischer Test durchgeführt, der bei dem Stichwort „Tod der Tochter Lara" mit einem schwachen Arm reagierte. Sofortige Stärke durch das Stichwort „Natrium chloratum D 10.000" oder durch „Enttraumatisierung durch EMDR".

Der Nachtest am 04. 07. 2003 zeigt einen stabilen Arm bei dem Stichwort „Tod der Tochter Kerstin" und „Mammakarzinom".

## Fall 26 – Depression, Todesfälle

### Allgemeiner Eindruck

Am 07.01.2004 kommt die adrett angezogene 43 jährige Stefanie in die Praxis, weil sie schwere Depressionen hat. Schwarzer Hosenanzug. Sie trägt eine etwas ausgefallene Kette mit eingerahmter unterster Perle, als ob diese Perle sie selbst in den Augen ihres Vaters sei. Sie wird von ihrer jüngsten Schwester Anette hierher empfohlen.

### Anamnese

1999 gab es einen schweren Stimmungseinbruch, mit Stirndruckgefühl (Rotweingefühl), Schwindel, Überlastungsgefühl, Lebensunlust, obwohl sie bis dahin alle Aufgaben im Leben bestens gemeistert hat: In der Schule war sie gut gewesen, hat dem Vater einen Sohn ersetzt, hat immer verantwortungsbewusst alles angepackt, hat sehr gut gewirtschaftet, ist glücklich verheiratet, hat drei Kinder mit mehr oder weniger großen Schwierigkeiten. Jetzt kommt sie, weil sie Angst hat, allein zu sein, wegen Herzrasen, Erstickungsgefühlen und Platzangst. Unter Claden 75 mg und einem Schlafmittel ist sie zur Zeit gut kompensiert.

### Familienanamnese

Beide Eltern waren sehr bestimmend, alles wurde ihr vorgeschrieben, sogar der Mann, den sie heiraten sollte (sie weint). Vier jüngere Schwestern, mit denen sie sich vor allem aus erbrechtlichen Gründen auseinandergelebt hat, worunter sie sehr leidet. Mit der Mutter gibt es wegen ständiger Lügen ein gespanntes Verhältnis.

Ein 17jähriger Sohn Hermann hat vor einem Jahr eine Depression bekommen (Trennung von einer Freundin), die sie sehr belastet und bei ihr ein Rezidiv ihrer Depressionen ausgelöst hat.

**Traumaanamnese**

Ein Jahr vor ihrer Geburt war eine ältere Schwester wegen einer Nabelschnurumschlingung tot geboren worden. Als etwa siebenjähriges Mädchen hatte sie auf dem Friedhof nach dem sonntäglichen Gottesdienst nach dem Grab ihrer Schwester gesucht, es aber nicht gefunden, da die Klinik das Kind „behalten" hatte. Keine Taufe, kein Grab. Als sie sich daran erinnert, steigt tiefe Trauer in ihr auf. Vielleicht hätte sie sich mit dieser Schwester besonders gut verstanden?

Die Oma starb, als sie 19 Jahre alt war (sie weint). Das sei ihr sehr zu Herzen gegangen. Sie hatte sie in dem kleinen Zimmer mit Vernebelungsgerät bis zum Tode begleitet und zusehen müssen, wie sie langsam erstickt sei. Damals hatte sie von 48 auf 40 kg Körpergewicht abgenommen. Häufige Grabbesuche nach dem Tod.

Der Vater, ein sehr autoritärer Mann, den sie aber sehr liebte, und der in ihr auch einen nicht geschenkten Sohn sah, starb im September 2003. Sie hatte ihn sehr intensiv begleitet, auch nachts in seinem Bett geschlafen, was ihr den Vorwurf ihrer 13 Monate jüngeren Schwester Birgit einbrachte, sie würde jetzt den Platz der Mutter in des Vaters Bett einnehmen, was sie wiederum schwer verletzte. Auch bei dieser Erinnerung fließen Tränen. Letztlich verdunkelten Erbstreitigkeiten und Geschwisterzwist die jüngste Vergangenheit.

**Kinesiologischer Test**

„Benommenheitsgefühl" testet mit schwachem Arm, ebenso die drei Todesfälle ältere Schwester, Oma und Vater. Die Mutter kommt ebenfalls wie Schwester Birgit mit schwachem Arm.

**Kausaler kinesiologischer Test**

Benommenheitsgefühl (stellvertretend für Depression) testet stark gegen Tod der älteren, nie gekannten Schwester, der Oma und des Vaters.

**Therapeutischer kinesiologischer Test**

Alle vier Momente kommen stark gegen Natrium chloratum D 5.000, teilweise auch gegen Natrium chloratum D 10.000.

**Therapie**

5 Globuli Nat mur D 1000, 5 Tropfen D 5.000, 5 Globuli D 10.000.

**EMDR**

In den ersten drei Runden Tränen, Schlucken, teilweise verzerrtes Gesicht. Trauer zu Beginn bei Skala = 9, als sie sich das totgeborene Kind zwischen den Beinen der Mutter im Kreißsaal vorstellt. Ab der vierten Runde keine Tränen, Gefühl etwas leichter, bei Skala = 8. In der fünften Runde noch einmal überwältigender Abschiedsschmerz und Verlustschmerz.

In der sechsten Runde, kann sie sich auf das Bild kaum noch konzentrieren.
In der siebten Runde sieht sie nur noch meine Finger und hört das Ticken des Weckers.
Das Gefühl ist Erleichterung, Trauer noch bei Skala = 3.

Bei dem Denken an den Tod der Oma: Trauer noch 3, bei dem Denken an den Tod des Vaters: Trauer bei 3.
Vor dieser EMDR hatte sie ebenfalls diese Todessituationen noch einmal vor Augen gehabt, da waren noch sofort Tränen hochgestiegen, und der Kummer mag bei 9 oder 10 gelegen haben. Erstaunt nimmt sie die veränderte Gefühlslage wahr.
Die EMDR nach Shapiro war erfolgreich. Vermutlich gehen diese Sitzungen besonders schnell und erfolgreich vonstatten, weil sie homöopathisch gut vorbereitet sind.

Wir nennen das Zurückdenken an die belastenden Situationen „mentalen Test".

### Mentaler Test

Wenn wir wissen wollen, wie sehr sich die Gefühle vor einer Therapie von den Gefühlen nach einer Therapie unterscheiden, können wir den Patienten bitten, die erste Geschichte, die Anamnese bzw. die Traumaanamnese, noch einmal zu erzählen. Dabei fällt dann auf, dass die Stimmung nicht mehr einbricht, die Stimme stabil bleibt, keine Tränen mehr fließen und eine ganz andere Leichtigkeit zu spüren ist als zu Beginn der Sitzung.

Wir können diesen Unterschied zwar auch am Arm registrieren, aber der Patient selbst erfährt am besten, was mit ihm passiert ist und was sich in ihm verändert hat, wenn er selbst spürt, dass er Abstand zu seinen Traumata bekommen hat.

## Fall 27 – Wirbelsäulenschmerzen, falsche Beschuldigung

### Anamnese vom 29.01.2004

Die Patientin Ute kommt zur orthopädischen Rehabilitation wegen chronischer Rückenschmerzen. Als Ursache wird eine pathologische Schmerzverarbeitung angenommen. Es besteht Therapieresistenz. Zusätzlich leidet sie unter den Nachwirkungen einer Mobbing – Affäre.

Ute berichtet, dass eine Mitpflegerin im Altenheim behauptet hatte, sie hätte einen Heimbewohner geschlagen. Dieses wurde dann vor Gericht gebracht, und in der Annahme, sie sei im Recht, hatte sie sich keinen Rechtsbeistand genommen, was dazu führte, dass sie in erster Instanz für schuldig befunden wurde.
Bei einem Widerspruch konnte sie in zweiter Instanz Recht bekommen und frei gesprochen werden.

Ihr Hauptproblem seien ihre Wirbelsäulenschmerzen. Diese habe sie seit der Geburt ihrer Tochter Daniela 1976.
Nachdem sich im kinesiologischen Test herausstellt, dass die Wirbelsäulenschmerzen und die Geburt der Tochter Daniela mit schwachem Arm testen, wird genauer nach der Geburt gefragt.

### Traumaanamnese

Nach der Geburt der Tochter Daniela 1976 war sie sechs Tage im Krankenhaus gewesen und hatte sich dann selbst entlassen. Nach sechs Tagen zuhause kam es zu erneuten wehenartigen Schmerzen, und die Nachgeburt kam, die festgewachsen war. Dabei kam es auf der Toilette zu einem massiven Blutverlust.

Sie telefonierte noch, kam dann in erschöpftem Zustand nachhause, wo sie vor der Haustüre kollabierte und erst wieder im Krankenhaus in Bad Homburg erwachte.

Hier lag sie auf einer Liege hinter einem orangefarbenen Vorhang. Als sie erwachte, hörte sie hinter dem Vorhang folgendes Gespräch:
Wer liegt denn dort noch? – Ach ja, ein jung Ding, das abgetrieben hat.
Dies brachte sie auf die Palme. Sie erhob sich, stand auf und korrigierte: Von wegen, Abtreibung, ich habe dort drüben in der anderen Abteilung mein Kind bekommen! Daraufhin wurde sie untersucht und behandelt.

Gleichzeitig durfte sie ihr Kind nicht sehen, sodass sie täglich weinte, bis sie nach drei Wochen entlassen werden konnte.

### Kinesiologischer Test

Scheidung 1971 testet mit starkem Arm,
Wirbelsäulenschmerzen und Geburt der Tochter Daniela 1976 testen mit schwachem Arm.

### Kausale Testung

Geburt der Tochter Daniela testet gegen Wirbelsäulenschmerzen mit starkem Arm.
Bedeutung: wahrscheinlich kausaler Zusammenhang.

### Therapeutische Testung

Trennungsschmerz 1976 testet gegen Natrium chloratum D 1000 mäßig stark, D 5.000 stark. Wirbelsäulenschmerzen testen gegen Natrium chloratum D 5.000: stark.

**Therapie**

5 Tropfen Natrium chloratum D 5.000, hier.

**Kinesiologischer Nachtest**

Beide Stichworte WS- Schmerz und Trennungsschmerz testen jetzt mit starkem Arm.

**EMDR**

Die Augen zucken von Anfang an nur wenig, springen also kaum.
Sie sieht das Bild, wie sie auf der Liege liegt, das Gespräch hinter dem Vorhang hört und empört aufspringt, um alle falschen Behauptungen richtig zu stellen.
In der ersten Runde sieht sie noch die Liege und den Vorhang,
in der zweiten Runde gleitet das Bild bereits zu 50% weg,
in der dritten Runde kann sie das Bild nicht sehen, obwohl ich es verbal beschreibe.

**Zweiter kinesiologischer Nachtest**

Geburt von Daniela, Trennungsschmerz, Mobbing Affäre mit Kontrahentin und Wirbelsäulenschmerzen testen alle gleichermaßen mit starkem Arm.

**Ergebnis**

Die Patientin erscheint erfolgreich enttraumatisiert.

**Empfehlung**

Natrium chloratum D 5.000, 5 Tropfen, 3 x pro Woche für 2 Wochen.

## Fall 28 – Angst nach Missbrauch und nach mit Angst besetzter Schwangerschaft

### Trauma Anamnese:

Als an ihrem 13. Geburtstag während eines kleinen Familien-Spieles der Vater den Mund von Natalie zugehalten hatte, damit sie eine Praline nicht naschen sollte, die er sich selber nehmen wollte, kam es zu einem hysterischen Schrei- und Weinanfall. Die Eltern waren entsetzt, was hier passiert war. Darauf hin konnte Natalie den Eltern nach und nach bruchstückweise erzählen, was in ihrem 8. Lebensjahr in Thüringen passiert war. Damals war sie insgesamt dreimal zu einer Schulkameradin eingeladen worden, die in die gleiche Klasse ging. Beim ersten Mal spielten die beiden, das zweite Mal wurde sie auf ein Pferd gesetzt, das dann aber buckelte und Natalie abwarf, so dass sie mit dem Kopf auf den harten Betonboden aufschlug. Beim dritten Mal sollte sie in einem Kinderzimmer warten. Dort spielten beide Kinder zunächst Blindekuh, anschließend jedoch wurde Natalie mit der Binde vor den Augen an die Wand geworfen, ihre Freundin Karla berührte sie und küsste sie. Als Natalie dann ihre Binde abnehmen wollte, hielt sie ihre rechte Hand fest und würgte sie am Halse. Insgesamt scheint es sich um eine Art von Missbrauch oder Gewalt zu handeln, die Natalie in Angst und Schrecken versetzt hatte. Das Schlimmste war, dass ihre Freundin ihr damals drohte, wenn sie auch nur irgend einem Menschen etwas davon erzählen würde, dann würde noch weit Schlimmeres mit ihr passieren. Aus diesem Grunde musste Natalie 5 Jahre lang diese schreckliche Geschichte geheim halten.

Hierdurch würde sich auch erklären, warum Natalie bis zum 13. Lebensjahr im Bett ihrer Eltern schlafen musste, um ihre Ängste zu kompensieren.

Die Eltern waren über diesen nächtlichen Besuch nicht sehr glücklich, da Natalie systematisch eine Annäherung der Eltern verhinderte. Auch wenn der Vater sich im Bett nur einmal herumdrehte, stand Natalie senkrecht und sorgte dafür, dass es zu keinem körperlichen Kontakt kommen konnte, den sie als körperlich schmerzhaft beschreibt.

### Kinesiologischer Test

Missbrauch testet mit schwachem Arm, sofort stark unter Aconit D 1.000, hiervon braucht Natalie 2 x 5 Globuli pro Woche, nach der EMDR Sitzung werden weitere 5 Globuli manuell eingeklopft.

### Vorgeschichte der Mutter

Die Mutter leidet intensiv, da ihr 19-jähriger Sohn im November 2002 tödlich verunglückt war. Aus diesem Grunde wird kinesiologisch Natrium chloratum getestet, D 1.000 kommt gut, D 5.000 kommt sehr gut. Natrium chloratum D 5.000 wird manuell eingeklopft, anschließend testet der Arm bei Unfalltod des Sohnes Tobias mit Stärke.

### EMDR

In der ersten Runde kommt es bei Natalie zu einem mäßiggradigen Trauergefühl und Tränen in den Augen, die aber nicht fließen. Das Gefühl von Angst und Hilflosigkeit wird mit der Skala 5 bezeichnet. Die Bilder bleiben für 5 Runden lang scharf, sie kann sich selbst von vorne sehen, die Freundin kann sie nur zur Hälfte von vorne sehen. Während dieser 5 Runden bewegen sich die Augen nahezu regelrecht, offensichtlich lässt sich Natalie nicht vollständig auf die Angstsituation ein. Die Mutter berichtet hierzu, dass sie diese Zeit früher ganz anders geschildert hatte als bei der heutigen Erzählung. Wahrscheinlich liegt hier noch ein Verdrängungseffekt vor.

Ein weiterer Grund für die intensiven Angstgefühle von Natalie mögen auch darin begründet liegen, dass die Mutter während der Schwangerschaft mit Natalie 9 Monate lang Angst um das Kind hatte, da sie ständige Blutungen hatte. Zusätzlich ist die Mutter von Natalie im 2. Monat schwanger.

### Überlegungen zum Fall

Bei dem 13 Jahre alten Kind liegen also mehrere Traumata vor, die alle zur Angst führen. Die Übernahme der Angst der Mutter während der Schwangerschaft und die traumatischen Ereignisse im 8. Lebensjahr. Hier wäre eine weitere Sitzung mit Auflösung der Ängste aus der Schwangerschaft angezeigt gewesen. Vermutlich gab es Hindernisse, diese enttraumatisierenden Sitzungen fortzuführen.

## Fall 29 – Trauerreaktion, Wut, Demütigung, Abschied

### Anamnese vom 02.07.2003

Die 42 Jahre alte Ärztin Birgit berichtet, am schlimmsten ist die Erinnerung an die erste gemeinsame Sitzung mit Herrn Dr. C., dem zukünftigen Chef und Frau F., der Geschäftsführerin. Dabei wurde ihre bisher für die Klinik geleistete Arbeit nicht nur nicht gewürdigt, sondern mit Füßen getreten. Es wurden ihr Vorwürfe gemacht, Vorhaltungen, die letztlich unberechtigt erschienen. Das Gefühl der Ungerechtigkeit, der Hilflosigkeit, der Kränkung, der Demütigung, des Zorns und der Wut, aber auch der Trauer fließen hier mit ein.

Erste EMDR
Erste Runde
Frau F. erscheint scharf, C. blass. Gefühl der Kränkung.

Zweite Runde
Die Zähne von Frau F. arbeiten, spucken Gift aus. Gefühl der Kränkung.

Dritte Runde
Bild unverändert, aber jetzt kommt Trauer auf.

Vierte Runde
Gleiches Bild, die Trauer verstärkt sich.

Fünfte Runde
Kein Gruß auf dem Flur oder in der Caféteria. Gefühl der Kränkung.

Sechste Runde
König und Holtschmit kommen ihr auf dem Gang entgegen. Gefühl der Herzlichkeit.

Siebte Runde
Frau F. spricht wie hinter einer Glasscheibe. Sie versteht sie nicht.

Achte Runde
Abschied auf ihrer Station, Juni 2003. Trauer, Tränen fließen.

Neunte Runde
Frau F. spricht wieder hinter der Glasscheibe, evtl. weiter entfernt als vorher. Keine Gemütsbewegung. Es kommt zu einer kraftvollen Bewegung in ihrem rechten Arm. Stichwort: Kinnhaken. Gefühl der Erleichterung.

Nach der neunten Runde:
Trauergefühl noch aktiv. Evtl. Abschied vom Stationsteam.

**Kinesiologischer Nachtest**

Gefühl der Demütigung, der Kränkung, der Wut: Arm stark.
Gefühl der Trauer: Arm schwach.
Bedeutung: Demütigung und Wut konnten gut aufgelöst werden, die Trauer um den Abschied vom Kollegium muss noch verarbeitet werden.

**Zwischenanamnese und Therapie vom 16.07.2003**

Die Kränkung war zunächst weggeblieben, aber die darunter sitzende Trauer konnte sich jetzt bemerkbar machen. Birgit meint, die Trauer beziehe sich weniger auf die Freunde, die ihr ja erhalten bleiben, sondern mehr auf die gemeinsame Arbeit, die jetzt nicht mehr möglich ist.

Meine Phantasie geht etwas weiter, es gibt eine Resonanz zu einem früheren Abschied, den sie noch nicht verkraftet hat. Sie berichtet daraufhin von K., einem norwegischen Mönch, der ihretwegen den Orden verlassen hat, und nachdem ihre Beziehung beendet war, in den Orden wieder eingetreten ist.

### Zweite EMDR

Für 7 Runden wird dieses Bild der letzten gemeinsamen Überfahrt auf einer Fähre visualisiert.
Zu Beginn bestehen erhebliche vegetative Sensationen: Schweregefühl über dem Herzen, flaues Gefühl im Magen, „zwischen Seekrankheit und Appetitlosigkeit“, Bauchschmerzen und ein Kloß im Hals.

### Kinesiologischer Test

Abschied im 24. Lebensjahr testet: Arm sehr schwach.
Abschied von der Mannschaft in der Klinik testet: Arm schwach.
Gegeneinander: Arm weiterhin schwach,
Bedeutung: kein direkter Zusammenhang.
Abschied 24. Lebensjahr und jetzt testet einzeln gegen Natrium chloratum D 1.000: kommt sofort und reproduzierbar. Auch nur mit Fläschchen in der Hand, aber auch nur mit Papierschnitzel am Daumenballen. Diese Info wird jetzt eingeklopft.

### Dritte EMDR nach Shapiro

1., 2. und 3. Runde: zunächst Zunahme der Trauer, auf der Skala um 8 herum. Zunahme der vegetativen Beschwerden.
4. Runde: Erste Erleichterung, das Bild bleibt scharf, aber die Gefühle Trauer und Abschiedsschmerz gehen zurück. Die vegetativen Beschwerden werden schwächer.
5. Runde: Noch kleine Erbse im Hals.
6. Runde: Vegetativ frei, Trauer auf der Skala = 2 bis 3.

7. Runde. Einbruch in eine andere Ebene. Diese wird nicht verbal besprochen, es kann sich aber um eine Zurückweisung in einer (Liebes-)Beziehung handeln. Daher als Sofortmaßnahme energetische Therapie mit Acidum phosphoricum D 200, 1.000 und 5.000.
Danach Abbruch der Sitzung wegen Termin außerhalb (Abschied Herr Y.).

### Überlegungen zum Fall

Falls ein Gefühl nicht aufgelöst werden kann, sucht man in der Vergangenheit nach früheren Traumata. In diesem Fall war ich fündig geworden. Auch wenn die Nachbesprechung nicht mehr stattgefunden hat, schien die Therapie vollständig und abgeschlossen.

Falls sich die Trauer und der Abschied noch weiterhin als Schwachpunkte erweisen sollten, würde man auf die Zwillingssymptomatik zu sprechen kommen. Falls ein Zwilling ohne das Wissen der Mutter im Mutterleib sich „zurückgebildet" hat, wäre das ebenfalls eine wichtige Quelle für Trauer und Verlustgefühle. Hierzu gibt es zahlreiche Beispiele in den Bänden „Abenteuer Homöopathie Band 1 bis 5".

## Fall 30 – Brustkrebs, Wut, Zorn, Enttäuschung

### Traumaanamnese vom 07.05.2003

Die beiden einschneidendsten Traumata waren eine erste Ehe von 1968 bis 1990, bei der die Patientin 1989, aus einer Rehabilitationsmaßnahme kommend, geschlagen und mit einem Messer bedroht wurde. Bei der Erinnerung kommt das Gefühl des Zorns auf, das auf der Skala 0 bis 10 die Marke 10 erreicht. - Das zweitschlimmste Trauma war der Tod der Mutter, die 1990 in einem Moment verstarb, als die Tochter sie am dringendsten gebraucht hätte.
Weniger einschneidende Traumata sind der Tod des Vaters, der 1998 an Leukämie verstorben war, die schwere Kränkung, dass sie seit dem Jahre 2000 ihren inzwischen etwa 2-jährigen Enkel nicht sehen darf, der Tod des Halbbruders 1991, der an einem Magenkarzinom verstorben war, und der Tod des zweiten Bruders 1994, der an einem Herzschlag verstorben war.

### Beziehung zur Krebserkrankung

Eine starke Beziehung zur Krebserkrankung haben die Traumata erste Ehe, Tod der Mutter, eine deutlich schwächere Beziehung zum Brustkrebs haben die Traumata Tod der Brüder 1991 und 1994 sowie der Tod des Vaters 1998.
Eine nur periphere Rolle in Bezug zur Krebserkrankung spielt die Kränkung, dass die Patientin ihren Enkel nicht sehen darf und der Tod des Schwiegervaters 1995.

### EMDR

Zunächst wird die Patientin vom Trauma des Ehemannes enttraumatisiert: Zunächst sieht sie das Bild, wie sie in der Küche geschlagen und mit dem Messer bedroht wird.

Nach 3 Runden verschwindet das Gefühl des Zorns so stark, dass sie auf der Skala von 0 bis 10 das Gefühl mit 0 angibt. Anschließend kann sie das Bild der Küche nicht mehr halten, anschließend kann sie den Ehemann nicht mehr visualisieren. Ihr Gefühl ist jetzt völlige Ruhe und Ausgeglichenheit.

Als Zweites wird der Sarg der Mutter im Leichenhaus visualisiert, das Gefühl der Trauer wird auf der Skala 0 bis 10 mit 10 angegeben. Die Patientin weint. Nach 3 Runden kann sie das Bild des Sarges nicht mehr visualisieren, der Sarg ist hinter dem Horizont verschwunden.
Das Gefühl der Trauer auf der Skala 0 bis 10 hat die 0 erreicht. Die Patientin strahlt und lacht.

### Muskeltest nach der Sitzung

Sowohl die Stichworte Brustkrebs als auch die Stichworte der Traumata erste Ehe, Tod der Mutter sowie alle weiteren Traumata reagieren mit Stabilität.

### Ergebnis

Die Patientin wurde erfolgreich von zwei schweren Traumata entkoppelt, die mit der Entstehung ihrer Brustkrebserkrankung ganz offensichtlich etwas zu tun haben.

## Fall 31 – Wahrnehmungsstörung, Schmerzsyndrom, Kränkung

### Anamnese vom 05.07.2003

Etwa seit der Schwangerschaft und der Geburt der Tochter E. M. empfindet die 34 Jahre alte Theodora hysterische Zustände, Gefühl von Krankheiten, Schwindel, Schmerzzustände in fast allen Körperteilen, die wandern, kaum zu klassifizierende Beschwerden. Ausschluss organischer neurologischer Krankheiten. Mehrfach Ausschluss einer HIV – Infektion. Bisher therapieresistenter Verlauf, der erst auf intensive Körperakupunktur mit Rotlichtbestrahlung anspricht.

### Traumaanamnese

Theodora meint, sie erinnere sich an kein einziges Trauma.
Sie habe jedoch Angst vor Krebs, da mehrere Familienmitglieder, teilweise schon mit 37 Jahren, und auch ihr Vater an einem Krebs gestorben seien.
Sie habe auch Angst vor Bakterien, Viren, Pilzen und vor Ansteckung.
Sie habe auch Angst davor gehabt, ein Kind mit Down Syndrom zur Welt zu bringen. Diese Angst war so intensiv, dass sie über mehrere Tage hinweg nicht glauben konnte, dass sie ein gesundes Kind hatte, das kein Down Syndrom hatte. Erst als eine Hebamme sie grob anstieß und ihr sagte, sie solle endlich mit ihrem unsinnigen Festhalten an einer Behinderung aufhören und dem Herrgott danken, dass sie ein gesundes Kind habe, „wachte sie auf" und realisierte, dass ihre Befürchtungen nicht eingetreten waren. Ein junger Kinderarzt hatte ihr am dritten Tag nach der U3 – Untersuchung alle Merkmale gezeigt, die bei dem Kind normal waren, ohne dass sie das annehmen konnte!

Schließlich habe sie Schuldgefühle bei allem, was sie tue. Schuldgefühl, sie könnte dem Ehemann und seiner Familie, „dem Hof" ein behindertes Kind bescheren, Ärzten zur Last fallen, eben alles.
Da sie keinen eigenen Begriff für die Summe ihrer Leiden hat, einigten wir uns auf „Krankheitsmisere" von Theodora.
Misere ist der emotionale Anteil im Sinne von „Elend, bemitleidenswert", Krankheit der medizinische Teil, das „Nicht – Gesunde" an allem, was sie erleidet.

### Kinesiologischer Test

Nur diese Stichworte kommen mit schwachem Arm:
Angst, ein Kind mit Down Syndrom zu gebären
Schuldgefühl bei allem, was sie tut.
Sie testet mit starkem Arm bei Angst vor Krebs und Angst vor Bakterien.

### Kausaler Test

Krankheitsmisere testet mit schwachem Arm.
Gegen Angst, ein Kind mit Down Syndrom zu gebären:
Arm stark.
Gegen Schuldgefühle: Arm schwach.
Bedeutung:
Die Krankheitsmisere ist mit der Angst, ein Kind mit Down – Syndrom zu gebären, korreliert, nicht aber mit ihren Schuldgefühlen.

### Bild für die Enttraumatisierung

Zunächst gibt es Schwierigkeiten, ein einzelnes Bild für das Thema Down Syndrom zu finden. Sie sieht zunächst eine Gruppe von behinderten Kindern, die aber nicht passt. Schließlich sieht sie ein Mädchen im Konfirmationsalter, braun-blonde Haare, roter lachsfarbener Pullover, Hosen, das sie sich gut vorstellen kann.

Noch während dieser „Bildfindung“ erwähnt sie, dass ihr Schwiegervater zu ihrer Mutter gesagt hatte, „Ei, die wird doch kein krankes Kind gebären wolle“. Während sie diese Episode erzählt, ist sie erregt, empört, Tränen steigen auf. Sie empfindet Schuldgefühle, „der Familie eine Schande zu bereiten“, und stellt sich dann diese Szene vor, die sie selbst nicht erlebt hat. Der Schwiegervater sitzt an der langen Seite eines Tisches, ihre Mutter an der kurzen, er raucht eine Zigarre (die sie hasst), und sagt diesen Satz. Jetzt empfindet sie auch das Gefühl der Bedrohung, auch Todesangst, da er noch den Satz hinzugefügt hatte: „Heute lässt sich das doch alles ganz anders regeln (als früher)“. Er meinte die Abtreibung. Bei diesem Gedanken wird es Theodora flau, sie empfindet Angst.
Wegen der Intensität der Gefühle wird nun dieses Bild gewählt, das sowohl den Vater der Familie darstellt, „die sie krank macht“, aber auch ein Trauma darstellt, das sie bis heute „in Angst und Schrecken“ versetzt.

**EMDR**

Theodora sieht den Schwiegervater und ihre Mutter am Tisch sitzen.
(1,2) In den beiden ersten Runden dominiert noch das Gefühl der Angst. (3,4) In den beiden nächsten Runden kommt das Gefühl des Zorns und der Wut hinzu, sodass Tränen des Zorns aufkeimen. (5) In der fünften Runde steigt der Zorn und die Wut noch einmal kräftig auf, darüber, dass der Schwiegervater so bestimmend wirkt, ohne sie zu fragen. „Will alles regeln“, aber nach seinen eigenen Mustern.
(6) In der sechsten Runde kann sie keine Wut mehr spüren. (7) Sie lacht jetzt, über den Kinderarzt, der ihr so mühevoll versuchte beizubringen, dass ihr Kind gesund sei. (8) Das Gefühl ist jetzt: Er weiß nicht, was er tut (und sagt), möge Gott ihm vergeben. (9) Plötzlich kommen Tränen der Trauer hervor.

Sie ist unendlich traurig, dass sie mit einer so gottverlassenen Familie verheiratet ist. Sie erinnert sich, dass ihr eigener Mann ihr unterstellt, das sie sich freuen würde, wenn sein Vater „endlich verreckte". Zorn und Empörung über diese Unterstellung. Sie erinnert sich an Beleidigungen, wie „sie sei geistig verkrüppelt", oder „sie sei ja schon verrückt, das könne sie nicht mehr werden". Hier äußert sie klar und deutlich: „Die Familie macht mich krank". Die Stimmung ist insgesamt heiter, sie lacht und lächelt viel.
(10) Jetzt wird sie ärgerlich über den Satz, sie werde doch kein krankes Kind gebären. (11) Sie hat keine große Lust mehr, weiter die Augen zu bewegen. Die Stimmung ist heiter. (12) Sie bekommt Lust, dem Schwiegervater eine Kopfnuss zu geben. Sie denkt daran, ihm mit dem Gewehrlauf eins überzuziehen. Für einen kurzen Moment sieht sie, wie sie ihn in den Bauch schießt und er blutet. Sie bekommt kurze Zeit einen Hass auf ihn, weil er evtl. ihr Kind töten würde.
Daher die Anwandlung, ihm Schmerz zuzufügen. Danach ist die Stimmung heiter, weil die Vorstellungen sie belustigen, auch wenn sie das nie tun würde. (13) Kein Hass mehr, keine Trauer, keine Angst, keine Wut. Die Stimmung ist ausgeglichen.

### NLP – Technik

Um die katastrophale Wirkung des visualisierten Satzes zu zerstören, lässt sie den Schwiegervater diesen Satz auf die Melodie „Hänschen klein" singen. Mit viel Mühe kann sie sich das vorstellen, ein tiefes Bassgebrumm. Sie lacht dabei, da es einfach zu lustig ist, und die bedrohliche Wirkung fällt von dem Satz völlig ab.

### Kinesiologischer Nachtest

Wir testen „Angst davor, ein Down Syndrom-Kind zu gebären", Arm stark.
Wir testen „Schuldgefühle": Arm stark.
Wir testen „Krankheitsmisere Theodora" – Arm stark.
Nun werden die Familienmitglieder einzeln getestet:
Ehemann, Schwiegermutter und Schwiegervater kommen alle mit starkem Arm.
Die Enttraumatisierung von der Familie scheint gelungen zu sein und der Schock über einen Satz, der ihre Angst verstärkt, ein Kind mit Down Syndrom zu bekommen, scheint überwunden zu sein.

### Überlegungen zum Fall

Bei tief sitzenden Schuldgefühlen und dem Festhalten an der unguten Seite der Welt würde man biografisch noch etwas tiefer gehen, in die Familiengeschichte und in die vorgeburtliche Zeit. Hierzu fehlte dann letztlich die Zeit, vielleicht auch die Möglichkeit, alles genau aufzuarbeiten.

Immerhin war ein Anfangsimpuls möglich.

## Fall 32 – Schlag auf den Kopf, Kränkung

### Anamnese vom 31.08.2003

Keine Traumata zu eruieren.

### Kinesiologische Therapielokalisation

Alle Organe sind stabil, selbst die in Behandlung befindliche Nasennebenhöhlenentzündung erscheint im wesentlichen stabil.

### Diagnose im Alpha-Zustand

Im Alpha-Zustand ist zu erkennen, dass eine Störung am Hinterkopf besteht. Diese Störung erscheint als eine helle Kugel von 15 cm Durchmesser mit einem kleinen Strahlenkranz. Der ganze Rest der Person erscheint schwarz mit klaren und gesunden Konturen.

### Kinesiologischer Test

Der Hinterkopf testet mit ausgesprochen schwachem Arm bei ausgezeichneter Regulation. Die Patientin ist ausgesprochen erstaunt, dass sie sich im Moment an kein Trauma am Hinterkopf erinnern kann. Vorsichtig frage ich, ob sie einmal auf den Kopf gefallen sei, dies wurde verneint. Anschließend wurde gefragt, ob sie einen Schlag auf den Hinterkopf erhalten habe. Die Patientin meint zunächst nein, da sie sich nur an Bagatelltraumata erinnert. Bei genauerem Nachfragen bitte ich sie, das schlimmste Schlagtrauma auf den Hinterkopf herauszusuchen. Dies gelingt: Wenige Wochen vor der Trennung von ihrem ersten Ehemann kam es dazu, dass dieser sie am Hinterkopf geschlagen hat. Das Gefühl bestand aus schockiert sein, Verwunderung, nicht glauben können, dass so etwas passieren kann.

## EMDR

Erste Runde und zweite Runde: Der Kopfschmerz wird weniger als Schmerz empfunden, das Gefühl der Kränkung und der Verwunderung steht im Vordergrund. In den nächsten Runden kommen andere Bilder: z. B. versucht der Mann, sie ein zweites Mal zu schlagen, da sie sich aber rechtzeitig wegduckt, fliegt nur ihre Brille durch die Luft. Bei dieser Gelegenheit tritt ein Kind zwischen die Eltern und bittet, den Streit zu beenden. In diesem Moment beschloss die Patientin, ihren Mann dauerhaft zu verlassen. In den nächsten Runden tritt vor allem Herzklopfen und eine verstärkte Atmung wie bei Aufregung auf, die Bilder sind deutlich schwerer zu bekommen. Schließlich empfindet die Patientin noch ein leichtes Zittern in beiden Beinen, wie bei Aufregung. Dieses Zittern verschwindet nach der 10. Runde vollständig.

## Tastbefund

Zunächst hatte die Patientin vor der Sitzung ihren Schmerzpunkt am Hinterkopf aufgesucht, die Intensität wird mit 8 angegeben. Nach der Sitzung wird wieder nachgetastet, der Punkt ist sehr viel schwerer ausfindig zu machen und besitzt jetzt noch die Stärke 2.

## Kinesiologischer Nachtest

Bei dem Stichwort psychische Verletzung durch Schlag auf den Hinterkopf bleibt der Arm stabil.

## Homöopathische Therapie

Zunächst war kinesiologisch Opium D200 stärker gekommen als Ignatia C1000, daher wird Opium D200 mental appliziert.

## Kontrolle im Alpha-Zustand

Nach der Sitzung sind nur noch wenige gelbe Strahlen am Hinterkopf zu erkennen, der Rest erscheint ausgeglichen.

## Fall 33 - Trennungstrauma, „Diebstahl seiner Frau“

### Traumaanamnese vom 07.01.2005

Ottokars Tochter war bei der Geburt gestorben, da sie einen Knoten in der Nabelschnur hatte. Dieses Ereignis fällt in das Jahr 1975, als er 21 Jahre alt war. Seine Frau war bei der Geburt 18 Jahre alt. Ca. 1983 ist die Frau unter sehr unangenehmen Umständen von ihm weggegangen und hat nie wieder etwas von sich hören lassen. Sie hatte einen Freund, der von dem Patienten als Monster empfunden wurde. Besonders kränkend war die Situation, als der Freund seiner Exfrau zu ihm sagte „Mal sehen, was Ihre Frau von Ihnen noch zu kriegen hat“. Hiermit leitete er wohl ein Scheidungsgespräch ein. Er empfand diesen Satz wie einen Schlag in den Bauch.

### EMDR

Der Patient stellt sich die Situation vor, wie ein Mann ihm seine Frau wegnimmt. Nach etwa 5 Minuten Augenbewegungen verschwinden sowohl seine Exfrau als auch deren Freund völlig, „als ob sie sich in Luft aufgelöst hätten“. Der Patient beginnt zu kichern und zu lachen, weil ihm das alles zu mystisch vorkommt. Als homöopathische vorbereitende Medikation war dem Patienten Staphisagria D1000 gegeben worden.

### Ergebnis

Der Patient hat das Gefühl, als ob ein riesiger Stein von ihm abgefallen wäre („wo ist eigentlich mein Felsen geblieben“) und als ob viele Schwerter, die seinen Körper durchdrängen, herausgezogen worden wären. (Staphisagria ist ein Schnittmittel). Extrem erleichtert verlässt der Patient das Konsil.

### Verlauf

Nach der ersten EMDR vom 07.01.05 hatte die Wirkung nur bis Mitternacht angehalten, also ca. 12 Stunden.

### Zweite EMDR

Die gleiche Prozedur wird am 10.01.2005 wiederholt mit gleichen Ergebnissen.

### Ergebnis

Am 12.01.05 berichtet der Patient während der Visite, dass er weiterhin beschwerdefrei ist, nachdem am 10.01.05 eine zweite EMDR stattgefunden hat mit den gleichen Bildern, Gefühlen und Ergebnissen.

### Überlegungen zum Fall

22 Jahre lang hatte der Patient unter dem „merkwürdigen Weggang" seiner Frau und der Scheidung gelitten. Alles konnte offensichtlich in zwei Sitzungen aufgelöst werden.

## Fall 34 – Trauer, Suizidversuch der Eltern

### Anamnese vom 19.02.2005

Bei Jana fiel zunächst auf, dass sie für Alles und Jedes Erklärungen suchte und sich auch in Erklärungen verwickelte. Aus diesem Grunde wurde konstitutionell Arsenicum album D1000 bis D 600.000 per Klopftechnik appliziert. In einem späteren Schritt wurde Opium
C 1000 bis D 100.000 erforderlich.

### Traumaanamnese

Jana erzählt mit stockender, fast erstickter Stimme und auch unter Tränen, dass ihre beiden Eltern versucht haben, sich umzubringen. Wegen dieser Belastungen hat sie vom 45. bis 55. Lebensjahr 10 Jahre psychotherapeutische Arbeit geleistet, war auch 350 Stunden in analytischer Psychotherapie (Psychoanalyse nach Sigmund Freud).

Sie erzählt, dass ihr Vater mit einem Bein aus der Kriegsgefangenschaft zurückgekommen war und sie ihn nie mit beiden Beinen erlebt hatte. Um das junge Mädchen an sich zu binden, aber vielleicht auch, um ihm nicht hinterher rennen zu müssen, bat der Vater sie schon seit frühester Jugend, ihn immer an der Hand zu halten immer bei ihm zu bleiben und aufzupassen, dass er nicht fallen solle.

Diese verstärkte Verantwortung für seine Einbeinigkeit führte zu Abhängigkeitsverhältnissen und zu einer verstärkten Verantwortung, unter der sie heute noch leidet.

Der Vater hatte bereits mehrere Monate angekündigt, er wolle sich umbringen. An dem Tag, an dem alles passierte, verabreichte er jedoch erst seiner Frau einen Schlaftrunk, dem sie letztlich erlag, obwohl seine Frau nicht sterben wollte. Die Tochter empfindet diese Handlung als Mord und bezeichnet ihren Vater als Mörder. Sie meint, sie könne seine Handlung nicht verstehen und ihm auch nicht verzeihen. Dennoch hat sie ihm gegenüber erwähnt, sie könnte den Vater verstehen.

Die Mutter verstarb letztlich in einem Krankenhaus in einem unmöblierten Zimmer, in dem das Bett auch noch diagonal stand.

## EMDR

In einer EMDR Sitzung zwischen 20.00 und 21.00 Uhr kam es dann zu folgenden Bildern: Das Bett rückte in weitere Ferne, verlor an Bedeutung, wurde dann unsichtbar. Als sie das Zimmer verließ, begegnete ihr eine Schwester, die ihr das Gefäß mit dem Schlaftrunk überreichen wollte. Dieser Übergabeversuch löste in ihr einen zornigen Wutanfall aus, der sich für einige Minuten auch in körperlichem Zittern ausdrückte. Als sie das Krankenhaus verlassen hatte, war ihre Welt wieder in Ordnung.

## Fortsetzung der Traumaanamnese

Ihr Vater hatte den Selbstmordversuch mit Tabletten überlebt, sodass er noch weitere 3 Jahre lebte, bevor er im Krankenhaus starb. Das letzte Bild von ihrem Vater ist das Sterbezimmer. In diesem Zimmer hat sie insofern eine schreckliche Erfahrung gemacht, als der Gesichtsausdruck ihres Vaters vor dem Tode eine wilde, hässliche Fratze darstellte. Als bei einem zweiten Besuch ihre damals ca. 16 Jahre alte Tochter dabei war, versteckte sie schnell den Kopf der Tochter, damit sie den Vater mit diesem schrecklichen Gesichtsausdruck nicht erleben und in Erinnerung behalten sollte.

## Zweite EMDR

In einer anschließenden ausgeführten EMDR ergeben sich nun folgende Bilder und Szenen:
Bei der genauen Betrachtung des Gesichtes entdeckte sie plötzlich, dass der Vater noch nicht ganz tot ist, sondern sich mit der Zunge die Lippen befeuchtet. Dieser humoristische Akt könnte von dem Satz begleitet sein: Na, das war doch ein hübsches kleines bösartiges Scherzchen, oder? Diese humoristische Wendung ist begleitet von einer Aufhellung des Gesichtes des Vaters, der nun lächelt und sie schelmisch anblickt.

Interessanterweise setzt sich der Vater anschließend auf, hat merkwürdigerweise beide Beine und geht dann auf beiden Beinen in dem sehr langgestreckten Zimmer auf eine Wand oder eine virtuelle Türe zu, hinter der er verschwindet.

Anschließend visualisiert sie, dass sich beide Eltern im Jenseits treffen und dort weiterhin harmonieren. Dies bedeutet auch, dass ihre Mutter offensichtlich ihrem Vater den Mord an ihr verziehen hat. Gleichzeitig kann sie sich vorstellen, zu diesen beiden Personen erneut hinzuzustoßen, um „ein neues Drehbuch eines neuen Lebens zu schreiben". Dabei denkt sie eher an eine Komödie als an eine Tragödie.

Während dieser Szenen beginnt die Patientin herzhaft zu lachen, als sie das erste Mal entdeckt, dass der Vater merkwürdige und witzige, fast kabarettistische Zungenbewegungen ausführt. Auch die Tatsache, dass er nun zwei Beine hat, empfindet die Patientin als belustigend. Das Gesicht ihres Vaters war nicht nur entspannter geworden und zeigte ein Lächeln, sondern er war plötzlich wieder wesentlich jünger.

## Resultat

Insgesamt resultiert eine enorme Erleichterung nach dieser Sitzung und die Patientin kann die Worte formulieren, dass sie ihrem Vater seine Tat vergeben hat.

Am nächsten Tag erzählt sie, dass sie während der Psychotherapie das künstliche Bein ihres Vaters zersägt und entsorgt habe. Während der Sitzung empfindet sie Bedauern darüber, dass sie geäußert habe, dass sie Verständnis für die Handlungsweise ihres Vaters gehabt hätte, obwohl dieses Verständnis zu keiner Zeit vorgelegen hatte.

Während der Trauer um die Mutter wurde eine einmalige Dosis Natrium chloratum
D 100.000 per Klopftechnik appliziert.

## Überlegungen zum Fall

Warum kann der Vater zum Ende seines Lebens plötzlich den Gesichtsausdruck wechseln, den sie von früher nicht kannte und nie gesehen hatte? Der sie so erschreckte, dass die den Kopf der Tochter bedeckt, damit sie dieses „sardonische Lächeln" oder wie man diese Fratze sonst bezeichnen soll, nicht sehen muss?

Vor dem Tode kommt es auch zur Schrumpfung der Aura, und in dieser Situation ist man besonders verletzlich und auch gefährdet, von anderen Wesen besetzt zu werden. Hier wäre eine Besetzung die für mich naheliegendste Erklärung für diese schreckliche Veränderung kurz vor dem Tod. Eine entsprechende Geschichte findet sich in dem Buch „Blick durchs Prisma" von zur Linden.

## Fall 35 – Herzschmerzen, Sorgen um die Tochter

### Anamnese vom 23.02.2005

Zustand nach zahlreichen Einrenkungen im Brustbereich und HWS – Bereich. Seit Dezember 2004 könne sie sich nicht mehr flach hinlegen, sie habe dann Schmerzen im Brustbein, könne dann schlecht atmen. Gleichzeitig Schmerzen im rechten Thorax - Rippenbereich.

### Berufliche Anamnese

Jetzt arbeite die 59 Jahre alte Titania seit 1996 in der medizinischen Fußpflege, habe auch die Fußsohlenreflexmassage erlernt. Früher sei sie Krankenschwester gewesen, Chirurgie, Innere, Rehabilitation für Apalliker, hätte dann wegen zwei zervikalen HWS – Bandscheibenvorfällen den Beruf aufgeben müssen. Mit dem jetzigen Beruf sei sie sehr zufrieden, sie pflege viele schöne soziale Kontakte.

### Familienanamnese

Vor einem Jahr sei ihr damals 91jähriger Vater an einer Hirnblutung gestorben, nachdem er in seinem letzten Jahr wohl Alzheimer bekommen habe. Die Mutter sei 83 Jahre alt und gesund.
Sie selbst sei geschieden (Alkoholprobleme, Finanzen) von ihrem Mann. Ein späterer Lebenspartner Klaus sei dann 1999 mit 46 Jahren viel zu früh an Herzversagen verstorben.
Ihre jetzt 34 Jahre alte Tochter Theodora wird allmählich zum Pflegefall durch die Folgen eines Pfeifferschen Drüsenfiebers (DD:Listeriose). Ihre Schleimhäute trockneten aus, entzündeten sich, schwellen an, Fieberschübe, Schmerzen, jetzt wohl zusätzlich eine Art „Leukämie“, die durch einen 7 wöchigen Krankenhausaufenthalt wieder „zurückgedrängt“ worden sei.

Morgen gehe ein 7 wöchiger Krankenhausaufenthalt für sie zu Ende, das einzige greifbare Ergebnis sei eine leichte Zunahme des Hämoglobin. Sie hätte früher als Masseurin gearbeitet, auch auf dem Lande, hätte sich bei einem Patienten angesteckt und leide jetzt seit 7 Jahren unter rezidivierenden schmerzhaften Schwellungen. Die Ärzte hätten sich auf die Diagnose Pfeiffersches Drüsenfieber verständigt, aber es gebe wohl weder bei der Diagnose noch bei der Therapie eine Sicherheit. Außerdem erschwere eine Reihe von Allergien die Medikation und die tägliche Ernährung (Weizenallergie, Penizillin Allergie).
Ihr Sohn Frank habe einen tablettenpflichtigen Diabetes mellitus, sonst sei er gesund.

### Alphadiagnose

Sie klagt über Brustschmerzen hinter dem Brustbein (Sternum). Im Alphazustand erkenne ich diese Herzschmerzen, die unter Cactus D 50.000 schnell verschwinden.

### Kinesiologischer Test

Wegen starker sternaler Schmerzen rechts und Schulterschmerzen links ist eine Testung kaum möglich. Sternaler Schmerz kommt schwach. Sternum = Brustbein.

### Kausaler kinesiologischer Test

Sternaler Schmerz kommt stark gegen Tochter Theodora.

### Therapeutischer kinesiologischer Test

Sternaler Schmerz kommt stark gegen Cactus D 50.000.

### Therapie

Cactus D 4 bis D 50.000 wird per Klopftechnik appliziert.
Lachesis C 30 wird als Tropfen später appliziert.
Cactus comp (Heel) wird in der Mitte des Brustbeins injiziert.

Traumeel S und Lidocain, 8 ml und 12 ml, werden an verschiedene Schmerzpunkte injiziert.

Bei kaltem Oberbauch rechts und links an den Rippenbogenpunkt rechts, danach rasche Aufwärmung des rechten Oberbauches. 3 Injektionen in den linken Oberbauch, verzögerte Aufwärmung. An 2 KG Punkte, 4 und 5, bei narbigem Unterbauch (22 Operationen). An verschiedene Narben im linken Unterbauch. KG steht für Konzeptionsgefäß, die mittlere Linie zwischen Symphyse und Unterlippe.
Während der Injektion an den rechten Rippenrand krampfartiger Schmerz im linken Rücken und umgekehrt.
Am Rücken fällt in der Herzregion eine enorme Hitze auf, die nach wenigen Injektionen völlig normalisiert erscheint: Schulter rechts, Rippenpunkte rechts.

**EMDR**

Die Sorgen um die Tochter schienen auch ohne klare kinesiologische Kontrolle im Zentrum des psychopathologischen Geschehens zu stehen. Den Hinweis gibt die Medikation mit Cactus, die sehr rasch wirkte (Cactus wirkt auf das psychische Herz).
Als schlimmster Moment wurde visualisiert, wie sich die Tochter vor einen Zug werfen möchte. Obwohl sie diese Information nur fernmündlich erhalten hatte, kann sie hierzu ein Bild entwerfen. Der Zug kommt von rechts, sie kann von einem erhöhten Punkt auf die Gleise springen.
Zunächst tritt starkes Herzklopfen auf, die Augenbewegungen werden rasch ruhiger, der Zug wird immer kleiner, zuletzt verschwinden die Lichter, auch die Tochter wird klein wie ein Grashalm und verschwindet.
Es gibt keinen Grund zur Sorge, da es keinen Zug gibt und keine Tochter, die sich davor wirft.

Theoretisch wird ihr klar, dass sie ihre Tochter auch ohne Sorgen sehr gut versorgen kann.
Der Zustand der abwesenden Sorge wird mit einem Griff an den Unterbauch geankert.
Während dieser Prozedur wird die Atmung Schritt für Schritt leichter.

### Ergebnis

Zuletzt sind die Herzschmerzen so gut wie weg, auch bei tiefer Atmung, die Rücken- bzw. Schulterschmerzen (rechts zwischen BWS und Schulterblatt) sind kaum noch spürbar, nur noch im Rippenbereich kommt es zu deutlichen Schmerzen bei der tiefen Atmung.
Skala zu Beginn bei 8, zuletzt ca. 2 - 4 geschätzt.
Während der EMDR wurde Lachesis C 30 gegeben, da die Patientin ununterbrochen spricht, ständig vom Thema abweicht und die Fokussierung auf den therapeutischen Prozess erschwert ist. Nach Lachesis ausgezeichnete Mitarbeit. Sogar das Gedächtnis setzt wieder ein, sie erinnert sich wieder an ihre Email Adresse, die ihr zu Beginn nicht erinnerlich war. Leitsymptom für Lachesis: Halsempfindlichkeit, kann keinen Kragenknopf zu machen, nicht einmal einen Rollkragenpullover anziehen. Gesprächigkeit. Verwirrung. Zusammenhangloser Bericht. Beginn irgendwo, schwere Steuerbarkeit. Konzentrationsstörungen. Dabei enorme Vitalität.

### Überlegungen zum Fall

Herzschmerzen können physisch bedingt sein, durch eine Verengung der Herzkranzgefäße, aber auch durch Kummer und Sorgen. Für beide Bedingungen ist der potenzierte Cactus grandifloris ein sehr gutes Mittel. Durch verschiedene Maßnahmen, Injektionen, Stabilisierung der Meridiane, homöopathische Mittel und EMDR gelang es, die heftigen Herzschmerzen zur Ruhe zu bringen.

## Vierte Anamnese vom 29.03.2005

Der 40 Jahre alte Norbert kommt wegen Gelenkschmerzen, die durch einen Morbus Bechterew bedingt sind, durch eine verkrümmende Wirbelentzündung, eine Sponylitis ankylosans.
Über zwei bis drei Wochen hatte Norbert Eupatorium perfoliatum D 4 genommen. Danach hatte er eine Grippe mit hohem Fieber für sechs Tage bekommen. Seit ca. 20 Jahren ist es das erste Mal, dass Fieber auftritt. Damals starke Schmerzen. Inzwischen ca. 12 Infusionen mit Vitamin C, je 10 Gramm, über Prof. Hergert. Nach der Grippe morgens weniger schlapp, weniger Entzündung im Großzehengrundgelenk, ISG und Hüften jetzt frei, linkes Knie leichte Schwellung bei Bewegung und Belastung. Schmerzen zur Zeit: Keine, Knie links Skala 1, wenn in Bewegung. Verstärkte Anstrengungen bei der Krankengymnastik hatten sofort zu einer Verschlimmerung geführt.
Wir betrachten den USK (unerlösten seelischen Komplex) bei Klinghardt, diskutieren seine Augenposition, entschließen uns für eine Enttraumatisierung mit EMDR.

## Kinesiologischer Test

Angst vor Feuer im Haus, 6. – 8. Lebensjahr testet schwach.
Phimosen OP 1. bis 3. Lebensjahr testet schwach.
Augenposition testet schwach.
Bechterew - Gelenkschmerzen testen schwach.

### Kausaler kinesiologischer Test

Folgen der Phimosen OP testet gegen Gelenkschmerzen stark, Bedeutung: ursächlicher Zusammenhang ist anzunehmen.
Phimosen OP testet gegen Augenposition stark,
Bedeutung: Die Augenposition rührt vom Trauma OP der Phimose her.

### Therapeutischer kinesiologischer Test

Augenposition testet stark gegen Opium D 1 Million,
Phimosen OP testet stark gegen Opium D 2 Millionen.
Gelenkschmerzen testen stark gegen Opium D 2 Millionen.
Gelenkschmerzen testen stark gegen EMDR nach Shapiro.

### Therapie

Opium D 1000 bis D 2 Millionen per Klopftechnik.

### Erster kinesiologischer Nachtest

Augenposition, Phimosen OP und Gelenkschmerzen testen stark.

### EMDR

Er stellt sich einen Arzt im weißen Kittel vor. Es kommt kaum noch Angst auf, nur noch eine Unsicherheit. Der Arzt bewegt sich nicht, sondern ist zu einer Statue erstarrt. Die Augenbewegungen sind bis auf wenige einzelne zu Beginn regelmäßig und gleichmäßig. Auch Wut und Zorn sind nicht aufzufinden.

### Zweiter kinesiologischer Nachtest

Augenposition, Phimosen OP und Gelenkschmerzen testen stark.

### Empfehlung, Rezeptur

Opium C 1000, ca. alle 3 Wochen 5 Globuli zur Reaktivierung der Gabe vom 29.03.2005.

## Fall 37 – Schock durch multiple Todesfälle

### Anamnese vom 05.04.2005

Die 1933 geborene, jetzt 72 Jahre alte Nora kommt wegen multipler Beschwerden zur Konsultation.

Seit 1993 Hypertonie bekannt, 1994 Hinterwandinfarkt, seit 6 Monaten erhöhte Blutdruckwerte. Übelkeit nach dem Essen.

### Familienanamnese

Mutter 1989 am Herzinfarkt verstorben,
Vater 1964 verstorben (krank seit Kriegsgefangenschaft)

Von 7 Geschwistern sind bereits fünf verstorben!
1926 Elisabeth, war quasi eine Ersatzmutter für sie. Als Elisabeth 1968 42-jährig an einer Lungenembolie bei Venenentzündung verstarb, starb für sie quasi die Mutter.
1927 Willi, wurde 18jährig noch 1945 eingezogen, verstarb im Juni 1945 im Lazarett Gersfeld. Sie war damals 11 Jahre alt, konnte das nie verkraften.
Als die Eltern in Gersfeld waren, war er bereits begraben. Die Eltern ließen ihn wieder ausgraben und in einem Brettersärgchen nach Hause bringen. Dort spähte sie durch die Balken der verschlossenen Türe und erfuhr die Jämmerlichkeit der letzten Behausung.
1932 Hans,
1934 Klaus, der ca. 2001 am Bronchialkarzinom verstarb.
1937 Adam, der mit 7 Jahren an einer für eine Appendizitis gehaltenen Hirnhautentzündung verstarb. Später sagte ihre Mutter zu ihr: „Du hast die gleichen Bauchschmerzen wie's Adamle". Seither hat sie Angst, sie könnte genau so sterben. Diese Angst hat sie ein Leben lang begleitet.

1942 wurde Fritz geboren. In der Schule genierte und schämte sie sich, von der Geburt zu berichten, weil der Lehrer sie hämisch fertig machte wegen des Kinderreichtums. (Scham bei Kindern: Tuberculinum). 2002 starb Fritz.
Sie selbst bekam zwei Töchter, Christel, ledig und Helga, verheiratet, aber kinderlos.
Gerne hätte sie Enkel gehabt, das sei nun aber vorbei.

### Traumaanamnese

Das Schlimmste im Leben seien ihre Brüder gewesen bzw. deren früher Tod. Als ihre Eltern nach Gersfeld gefahren waren, war sie mit den jüngeren Geschwistern alleine zuhause in M., konnte sie aber nicht trösten und weinte unaufhörlich. Der Anblick von Adam im Flur durch das Schlüsselloch und der Anblick von Willi in seinem Sarg waren die schwersten Stunden ihres Lebens. Auch der frühe Tod der Schwester Elisabeth hatte sie tief getroffen. Im Sarg war sie völlig blau, weil lange Wiederbelebungsversuche getätigt worden waren.

### Lieblingsfarbe und Schrift

Als Lieblingsfarbe wird ein altrosa, ein sehr helles türkis (25 A 3) und ein sehr helles grün pastell (21 A) angegeben.
Die Schrift gleicht der von einer mir bekannten Patientin Ingrid (Natrium arsenicosum).
Bei H. V. Müller sind die meisten Natriumsalze im Türkisbereich.

### Pathophysiognomik

Zwei rote Flecken auf dem linken Nasenrücken kommen mit schwachem Arm, stark gegen das Sonnengeflecht.

### Nachanamnese

Sie habe auch rote Flecken am Körper, die furchtbar juckten, sodass sie sich immer blutig kratzt. Diese befinden sich hinter dem linken Ohr, untere der rechten Brust und am rechten Unterbauch. Entweder entstehen juckende Papeln, die gefäßreich sind wie ein spider naevus, oder es entstehen Pusteln, die Wasser entleeren und dann jucken. (Psorinum, Sulfur).
Sie leide auch unter Gelenkschmerzen am ganzen Körper.
Beim Mann suche sie vergebens Geborgenheit. Da sie von ihrem Mann laut zurecht gewiesen wird, ist sie tief gekränkt.
Sie leide auch unter Ohrrauschen rechts, unter Herzrhythmusstörungen und unter Aufstoßen.

### Kinesiologischer Test

Erhöhter Blutdruck, Angst, Tod von Adam, Willi, Vater und Elisabeth kommen schwach, ebenso Rötung auf der Nase, Wunsch nach Geborgenheit, Schreien des Mannes und Kränkung.

### Kausaler kinesiologischer Test

Der Bluthochdruck kommt stark gegen Tod von Willi und Adam. Bedeutung: Die alten Schockerlebnisse bedingen den Hochdruck.

### Therapeutischer kinesiologischer Test

Alle schwachen Momente kommen gegen Natrium arsenicosum D 1000 bis D 100.000 bzw. D 1.000.000. Arsenicum album oder Natrium chloratum kommen interessanterweise nicht.

### Erste Therapie

Natrium arsenicosum D 1000 bis D 2 Millionen als Klopftechnik.

### Kinesiologischer Nachtest

Alle Momente kommen jetzt stabil.

### Systematische Testung

Psyche und Spurenelemente und Vitamine kommen schwach. Hier wird ein Eisenmangel festgestellt. Stark gegen Ferrum phosphoricum D 12, 1 x 1 Tbl. tgl. x 4 Wochen.

### EMDR nach Shapiro

Zunächst sind die Augenbewegungen sehr unregelmäßig: Von der Außenseite springt das Auge in die Mitte, geht dann nach außen zurück, springt wieder in die Mitte. Dies hält ca. 20 Minuten lang an.
Nachdem Tuberculinum D 200 und D 1000 per Klopftechnik gegeben wurde, kam es zügig, fast sofort zu regelmäßigen Augenbewegungen.
Bilder: Zunächst wird der tote Körper von Adam im Flur visualisiert. Nach Tuberculinum kann der Kopf nicht mehr gesehen werden. Auch die Köpfe von Elisabeth und Willi lösen sich auf.
Während der EMDR erzählt sie von dem Lehrer, der sich über die vielen Geschwister lustig macht. Idee: Schamgefühl, bei Kindern, einziges Mittel: Tuberculinum. Der Vater hatte wohl auch Tuberkulose gehabt.
Auch der Sarg von Willi und Elisabeth werden visualisiert, auch hier kommt es zur Auflösung des Bildes bzw. zur Entfernung des Bildes.
Nach der Gabe von Tuberculinum tiefes, seufzendes Aufatmen und Lösung der inneren Spannung.
Anschließend Heilschlaf. Energetisierung.

**Kinesiologischer Nachtest**

Alle Momente sind jetzt stabil.

**Empfehlung, Rezeptur**

Tuberculinum D 200, 5 Globuli hier
Ferrum phosphoricum D 12, 80 Tbl., 1 x 1 tgl. mal 4 Wochen, dann 1 x 1 pro Woche für 6 Monate, dann bei Bedarf. Indikation: Eisenmangel.

## Fall 38 – Schuppenflechte, Rückenschmerzen, multiple Schocks

### Anamnese vom 10.08.2005

Der 1972 geborene Niels leide unter Stress, einer Schuppenflechte, Rückenschmerzen und Müdigkeit. Er arbeite beim Stiefvater Martin, der ihn vorführt.
Beginn der Psoriasis mit ca. 13 Jahren. Während einer Umschulung Besserung, jetzt bei der Arbeit im elterlichen Betrieb explosionsartige Verschlimmerung. Die alten Stellen sind größer geworden, an neuen Stellen wie linker Oberschenkel, Brust und Rücken viele kleine neue Effloreszenzen.
Beginn der Rückenschmerzen, als er etwa 22 Jahre alt war. Gelegentlich so stark, dass er sich kaum bewegen kann. Wegen Hexenschuss hatte er damals immer öfter in immer kürzeren Abständen Injektionen bekommen, eine Tabletteneinnahme jedoch abgelehnt wegen aufgetretener Nebenwirkungen wie Schwindel. ASS vertrage er auch nicht.

### Kinesiologischer Test

Vater Martin, Schuppenflechte, Bewegungseinschränkung der rechten Schulter, Augenposition, Kreuzschmerzen testen schwach.

### Therapeutischer kinesiologischer Test

Martin kommt schwach, stark gegen Arsen. Schuppenflechte kommt stark gegen Arsen, Bewegungseinschränkung der rechten Schulter gegen Arsen stark, Kreuzschmerzen stark gegen Arsen.
Augenposition schwach, schwach gegen Arsen, stark gegen Opium.

## Traumaanamnese

Kinesiologisch kommt das 12. Lebensjahr am schwächsten.
Fahrradsturz, als er 8 Jahre alt war, kommt schwach, stark gegen Augenposition,
Versuchter Stoß von der Veranda durch Martin kommt schwach, stark gegen Opium,
im Bettkasten vom Onkel eingesperrt kommt schwach, stark gegen Augenposition.

## EMDR

Der Bettkasten verschwindet allmählich nach drei Runden, Vorbehandlung mit Op C 1000 und D 1000.000,
der Stoß von der Veranda verschwindet allmählich, Vorbehandlung mit Arsen D 300.000,
der Vater kommt ins Krankenhaus, droht ihn zu töten, wenn er ihn anzeigt, das Bild verschwindet rasch, Vorbehandlung mit Arsen D 300.000.

## Kinesiologischer Nachtest

Der Fahrradsturz und das Eingesperrtsein kommen jetzt stark.
Der Stoß von der Veranda kommt noch schwach, stark unter Arsen D 100 Millionen und unter Opium D 100 Millionen.

## Therapie

Arsen D 1000 bis D 100 Millionen wird per Klopftechnik appliziert,
Opium D 1000 bis D 100 Millionen wird per Klopftechnik appliziert.

## Kinesiologischer Nachtest

Der Stoß von der Veranda kommt jetzt auch stabil.

### Schultertest

Vor der Therapie: Schmerzintensität bei 120° Abduktion des rechten Armes bei 5,
nach der Therapie: Bei 150° Abduktion (vorher gar nicht möglich gewesen) jetzt noch Schmerzskala 2.

### Empfehlung

Arsenicum album D 200, alle 2 Wochen 5 Globuli, ca. 6 Monate, Opium C 1000, alle 2 Wochen im Wechsel mit Arsen, ca. 3 Monate lang.

## Fall 39 – Orientierungslosigkeit, Trauer, Schock nach Unfalltod des Sohnes

### Anamnese vom 12.08.2005

Gerlindes Sohn Niclas war durch einen Auffahrunfall vom Motorrad unter einen Sattelschlepper geschleudert worden und noch am Unfallort verstorben.
Gerlinde hatte drei Wochen lang keine Träume gehabt, war aber „realitätsbezogener", Tränen kamen leichter, ohne tiefe Trauer. Im Urlaub am Wörther See kamen dann Träume von Unfällen, damals hat sie wohl auch mit den Zähnen im Schlaf geknirscht. Sie fragte sich, wann der genaue Zeitpunkt des Todes ihres Sohnes war. Da sie täglich genau um 7 Uhr 41 aufgewacht war, dachte sie, es könnte genau um 0 Uhr 41 gewesen sein. Nachdem sie zu diesem Schluss gekommen war, wachte sie wieder zu anderen Zeiten auf. In einem zweiten Traum hatte sie selbst einen Autounfall, und in dem Moment, als der Aufprall kommen sollte, war sie schmerzfrei, erwachte, und es kam zu keinem Schaden. Sie denkt, vielleicht hat auch der Sohn keinerlei Schmerz empfunden in dem Moment, als er starb. Ein beruhigender Gedanke. Insgesamt steht sie noch tief in der Trauer, die Trennung und der Verlust wiegen noch schwer, aber der Schmerz darüber ist deutlich weniger geworden.
Objekt des Schmerzes: Die Endgültigkeit des Todes. Sie ist traurig, dass er seine aufblühende Familie nun nicht selbst erleben kann. Die Schwiegertochter benötigt viel Unterstützung, die sie ihr auch geben kann. Sie ist in psychotherapeutischer Behandlung.
Sie leidet zur Zeit unter einer Art Orientierungslosigkeit.

### Kinesiologischer Test

Trauer, Trennungsschmerz und Schock durch Tod kommen stark (evtl. wirken Nat mur und Op der letzten Sitzung noch nach), Orientierungslosigkeit kommt schwach.

### Therapeutischer kinesiologischer Test

Orientierungslosigkeit kommt schwach, stark gegen Cannabis indica D 1000, aber nicht gegen andere Potenzen. Stark gegen Gelsemium D 30 bis D 100 Millionen.

### Therapie

Gelsemium D 300.000 als Globuli insgesamt 4 Mal,
Nat mur D 1000, Opium C 1000, Cactus D 12 und D 30 während der EMDR.

### Erste EMDR

In ca. 30 Minuten werden ca. 6 Runden durchgemacht. Dabei kommt es zunächst zu starken vegetativen Reaktionen, Herzschlag und Atmung werden unregelmäßig, Tränen fließen, Gelsemium wird mehrfach gegeben, um die Aura zu zentrieren. Das Bild des Auffahrens des Autos auf das Motorrad ist scharf, das Gefühl der Panik stark. Die Augenbewegungen werden deutlich weniger unruhig während der sechs Runden. Subjektiv kommt es zu einer spürbaren Erleichterung.
Da zwischenzeitlich Herzdruck und Herzschmerzen auftauchen, wird Cactus D 12 und Cactus D 30 jeweils 1 Tbl. gegeben. Zwischenzeitlich wird auch Nat mur und Opium C 1000 zur Abstützung gegeben.

**Empfehlung, Rezeptur**

Gelsemium D 30, 3 x 1 Tbl. pro Woche wird rezeptiert und empfohlen.
Indikation: Zentrierung der Aura, Besserung der Orientierungslosigkeit.

**Zweite Anamnese vom 23.09.2005**

Sie fühle sich jetzt etwas stabiler. Hat inzwischen einen Motorradfahrversuch als Beifahrerin versucht, die Erinnerung kam massiv hoch, sie hat viel geweint. Keine Träume.
Bisher Nat mur D 1000, 7 Tage täglich eingenommen, 1 x pro Woche reicht nicht. Empfehlung: ca. 5 x pro Woche und nach Gefühl.

Was in ihr hält sie an ihrem Sohn Niclas fest? Diese Frage hat sie mit einer Freundin diskutiert. Diese meinte, ihre Hartnäckigkeit, alles durchzusetzen, was sie für richtig hält, hindert sie an der Haltung der Akzeptanz und der Demut. Bisher war Hartnäckigkeit ein Teil ihres Erfolges, im Beruf, oder bei der Schadensabwicklung. Mit niemandem konnte sie besser streiten als mit Niclas.
Am 02.10.2004, seinem 24. oder 25. Geburtstag, hatte sie eine schlimme Auseinandersetzung mit ihm mit vielen Verletzungen, die aber dazu geführt hat, dass sie einen weniger verletzenden Umgang miteinander vereinbaren konnten, sodass sie einen guten Weg gegangen sind. Bei der Erwähnung der Verletzungen kommt die Augenposition besonders stark zur Geltung.
Aktuell wollte er das Geburtstagsgeld zurückschicken, weil er Geld als Geschenk schwer akzeptieren konnte.

Was macht sie am 2. Oktober 2005? Essen mit der Familie und gemeinsamer Gang zum Friedhof. Die Schwiegerfamilie hat sich wieder ausgeladen, weil sie eine Geburtstagsfeier für einen Toten für makaber hält.

Angst vor dem Geburtstag wird bejaht. Schlimmster Punkt: Friedhof. Bild: dunkles Loch.
Hier wird einmal kinesiologisch die Angst getestet, die schwach kommt, stark gegen Argentum nitricum D 30, schwach gegen Asenicum album und Silicea. Dann Arg nit C 1000, 5 Tropfen und D 12 bis D 1000 als Klopftechnik appliziert.

### Zweite EMDR

Anschließend haben wir über Augenbewegungen das dunkle Loch bearbeitet, in dem zum Schluss ein lachender Niclas erschien.
Mit diesem trostvollen Bild wurde die Sitzung beendet.

Betrachtung der Bilder: sehr schönes Portrait von Niclas, Motorrad, das vorne in die Kühlerhaube eingedrückt schien, Niclas unter dem Lastwagen.

### Empfehlung, Rezeptur

Argentum nitricum D 30, 2 Tbl. tg., am 2. 10.: 6 Tbl.

## Fall 40 – chronische Polyarthritis, schwere Kränkungen

### Anamnese vom 30.06.2003

Die 51 Jahre alte Nicola berichtet, dass sie seit mehreren Jahren Durchfälle habe. Seit vielen Jahren bestehe eine chronische Polyarthritis. Die Ursache für die Durchfälle liegt möglicherweise darin, dass sie das Basistherapeutikum Arava nicht vertragen hat. Auch nach Absetzen von Arava im Dezember 2002 bestehen die Durchfälle jedoch weiter.

Die bisher schwer zu beeinflussende chronische Polyarthritis hat auch zahlreiche psychologische Hintergründe. Eine besondere Belastung waren die 25 Jahre, in denen die Schwiegermutter A. gepflegt werden musste. Auch der Vater K. musste mehrere Jahre gepflegt werden. Beide Eltern waren sehr schwierig, diktatorisch, hasserfüllt, immer unzufrieden und haben über viele Jahre die Patientin gedemütigt. Ein besonders schlimmes Trauma war der Tod des Vaters, da die älteste Schwester K. wenige Wochen vor seinem Tod eine Generalvollmacht erstanden hatte, obwohl sie sich nie um den Vater gekümmert hatte. Auch als der Vater bereits schwer krank war, machte sie ihm am Krankenbett noch Szenen. Diese widerwärtigen Szenen rufen in der Patientin Zorn und Wut hervor. Außerdem hat die Schwester K. erfolgreich verhindert, dass sie selbst und ihre weiteren vier Geschwister auf die Beerdigung gehen konnten.

Die früh verstorbene Mutter H. war eine herzensgute Frau, der Tod machte Nicola schwer zu schaffen, nach ihren eigenen Angaben dauerte es mindestens drei Jahre, bis sie mit dem Tod fertig geworden war. Als Bild sieht sie, wie die Mutter im Krankenhaus abgedeckt wird und die Schwestern den Wagen mit ihrer Mutter ins Kühlhaus fahren.

Der Schwiegervater W. war ein herzensguter Mann, der bereits 1983 verstorben ist.

**Kinesiologischer Test**

Durchfälle testen – Arm schwach
Nebenwirkungen von Arava testen – Arm schwach
Durchfälle testen gegen Nebenwirkungen von Arava – Arm stark
Durchfälle testen gegen Azulfidine – Arm stark
Gelenkschmerzen testen – Arm schwach
Gelenkschmerzen testen gegen Azulfidine RA. Tbl. 2-0-2 tägl. – Arm stark
Die Schwiegermutter A. testet – Arm stark
Der Vater K. testet – Arm schwach, der Arm wird stark bei Ignatia C 200 und EMDR
K. testet – Arm sehr schwach, deutliche Stärke bei Ignatia C 200 und EMDR
Tod der Mutter H. testet – Arm extrem schwach, hier volle Stärke bei Natrium chloratum 5 M und EMDR
Tod des Schwiegervaters W. testet – Arm stark

**Bedeutung**

Arava ist wahrscheinlich Ursache der Durchfälle.
Azulfidine RA, Tbl. 2-0-2, würden der Patientin helfen, die Durchfälle zu überwinden.

**Erste Enttraumatisierung nach Shapiro (EMDR)**

Zunächst wird der Tod der Mutter H. visualisiert. Während der ersten beiden Runden weint die Patientin, es kommt zu einem erheblichen Zittern im unteren Gesichtsbereich, während der dritten Runde verschwimmt das Bild und die Türe hinter dem Kühlhaus geht zu (in ihrer Phantasie war diese Türe nie geschlossen).
Nach der vierten Runde ist nur noch ein Schatten zu sehen, nach der fünften Runde ist das Gefühl der tiefen Trauer, das vorher in der Skala oberhalb von 10 lag, völlig verschwunden.

### Zweite Enttraumatisierung, EMDR

Die ältere Schwester wird visualisiert, wie sie im Krankenzimmer dem Vater eine Szene macht. Nach der ersten Runde verschwimmt die Gestalt der Schwester wie ein Nebel, in der dritten Runde ist die Schwester dann nicht mehr zu sehen, sie hat sich in Luft aufgelöst. Auch die Kontur des Vaters ist unscharf geworden. Nur noch der Galgen des Bettes ist deutlich zu sehen. In der nächsten Runde sind auch die Konturen des Vaters völlig verschwunden, die Patientin sieht jetzt einen Teil der Beerdigung, an der sie real nicht teilnehmen konnte. Nach der fünften Sitzung ist das Gefühl der Wut und des Zorns über die Schwester völlig aufgelöst.

### Kinesiologischer Nachtest

Durchfälle testen mit starkem Arm,
Gelenkschmerzen testen mit starkem Arm,
die Schwiegermutter A. testet nach wie vor mit starkem Arm,
der Vater K., die ältere Schwester K. und der Tod der Mutter H. testen alle drei mit starkem Arm.

### Ergebnis

Die Patientin fühlt sich erleichtert, die guten Gefühle dominieren.
K. weg, Wut weg, Wagen der Mutter weg, Kummer weg. Gleichzeitig werden zur Ankerung körperliche Armbewegungen ausgeführt.

## Fall 41 – Depression, Appetitlosigkeit, Gewichtsabnahme, Heimweh

### Anamnese vom 10.07.2003

Die 24 Jahre alte Hannelore leidet unter Heimweh, das sich 1995 und im Jahre 2000 bei zwei Frankreich-Aufenthalten in Nivea und in Loudeac manifestiert hatte. Bei ihrem ersten Frankreich-Aufenthalt 1995 hatte sie Kummer mit Tränen, beim zweiten Frankreich-Aufenthalt war es in der ersten Woche zu einer völligen Appetitlosigkeit gekommen, so dass sie nur das Notwendigste an Nahrungsmitteln zu sich nehmen konnte und enorm an Gewicht verloren hatte.
Mitte August 2003 möchte sie mit ihrem Freund Ch. für ein Jahr nach Schweden gehen, um dort ein medizinisches Praktikum zu machen, da sie Hebamme werden möchte. Dieses Jahr ist dadurch belastet, dass sie den Hort ihrer Familie eigentlich nicht verlassen möchte, da sie dort Sicherheit und Geborgenheit empfindet. Hierzu gehört auch, dass ihre jüngere Schwester Mechthild eine ihrer besten Freundinnen ist.
Hannelore kommt also mit der Fragestellung hierher, ihr Heimweh so definitiv zu überwinden, dass sie ein Jahr in Schweden ohne Familie schmerzfrei und ohne Heimweh überleben kann.

### Erster kinesiologischer Test

Heimweh im Jahre 2000 testet mit schwachem Arm.
Heimweh im Jahre 1995 in Nivea testet ebenfalls mit schwachem Arm. Heimweh testet gegen Capsicum D 12 mit starkem Arm, Capsicum D 6 testet ebenfalls sehr stark, die Potenzen D 30, D 200, D 1000 und D 10.000 testen deutlich schwächer.

## EMDR

Drei Runden visualisiert Hannelore ein Telefonat von Loudeac nach D., während dem sie gerne zu Hause gewesen wäre. Das Gefühl des Heimwehs kommt etwa mit der Stärke 6, die damalige Stärke von etwa 10 kann im Moment nicht erreicht werden. Nach drei Runden weicht sie von dem Bild etwas ab. Eine weitere Runde versucht sie, ihren Aufenthalt in Nivea zu visualisieren. Schon während der ersten Runde entgleitet ihr das Bild vollständig. Nach der vierten Runde versucht sie, das Gefühl von Heimweh oder Abschiedsschmerz bzw. Trennungsschmerz zu finden, ohne dass das gelingt.

## Zweiter kinesiologischer Test

Heimweh testet mit starkem Arm, Loudeac und Nivea testen mit starkem Arm, ein Jahr Schweden und weg von zu Hause testet mit starkem Arm.

Bei einer genauen Betrachtung der energetischen Hüllen wird klar, dass bei der Vorstellung „ein Jahr Schweden" und „weg von zu Hause" zwar keine Trauer, kein Abschiedsschmerz und auch kein Heimweh entsteht, aber ein Leeregefühl über der linken Brust spürbar wird. Dieses Leeregefühl testet im kinesiologischen Test gegen Capsicum D 12 mit Stärke, so dass Capsicum D 12 mental mit einer Klopftechnik nach Klinghardt appliziert wird. Danach testet das Leeregefühl bei dem Gedanken an ein Jahr Schweden und ein Jahr weg von zu Hause mit starkem Arm. Das Leeregefühl über der linken Brust kann nicht mehr gesehen oder gefühlt werden. Capsicum D 12 wird rezeptiert, um es eine Woche vor Abreise täglich einzunehmen.

## Ergebnis

Nachdem das Heimweh aus der Vergangenheit mit Hilfe der EMDR - Sitzung gelöscht wurde, wurden Restbestände dieses Trennungsschmerzes mit der mentalen Applikation von Capsicum D 12 vollständig behoben. Im kinesiologischen Test ist das Gefühl von Heimweh, Abschiedsschmerz und auch von der Vorstellung, ein Jahr Schweden und weg von zu Hause völlig stabil. Als die Patientin genau diese Gedanken noch einmal an ihrem geistigen Auge vorbei ziehen lässt, kommt es weder zu einem traurigen Gesicht noch zu einem Druckgefühl im Magen, noch zu einem Einengungsgefühl der Brust, noch zu einem Leeregefühl über der linken Brust. Offensichtlich ist der Komplex Heimweh und Abschiedsschmerz durch EMDR und mentale Applikation von Capsicum D 12 vollständig aufgehoben und aufgelöst worden.

## Überlegungen zum Fall

Tatsächlich hat sich Capsicum zur Auflösung von Heimweh in mehreren Fällen gut und zuverlässig bewährt. In einem Fall konnte ein 10 Jahre alter Junge von seinem Heimweh im ersten Aufenthalt eines Schullandheimes befreit werden.
Im Folgejahr brauchte er die Globuli von Capsicum gar nicht mehr, die ihm die Mutter vorsichtshalber mitgegeben hatte. So konnte er einem Zimmernachbarn Capsicum D 30 geben, der dann sein Heimweh auch unter dem Einfluss dieser „Zauberkügelchen" rasch verlor.

Da es sich beim Heimweh um einen im übrigen unheilbaren Zustand handelt, ist die Lösung mit Capsicum außerordentlich wertvoll.

## Fall 42 – Hypertonie, Überlastung, Kränkung

### Anamnese vom 01.07.2003

Nach den ersten beiden Enttraumatisierungen am 23. und 25. 06.2003 war es der 57 Jahre alten Monika zunächst außerordentlich gut gegangen. Wörtlich sagt sie: „Die Blumen haben richtig geleuchtet, früher habe ich diese Farben nie bemerkt". Nach einigen Tagen kam es jedoch zu einem Zusammenbruch, so dass die Patientin wieder anfing, am ganzen Körper zu zittern und unzufrieden wurde mit der Therapie, da sie nach ihrer Ansicht zu langsam voran ginge.
Aus diesem Grunde wurde über eine erneute Traumaanamnese nach Vorläufer-Ereignissen gesucht.

### Traumaanamnese

Das erste Mal, dass die Patientin Rückenschmerzen verspürte, ergab sich vor Jahren, als sie für 32 Behinderte die Betten machen musste. Etwa beim 20. Bett im Zimmer einer Patientin namens Martina hatte sie so heftige Kreuzschmerzen, dass sie nicht sicher war, ob sie ihre Arbeit fort führen könne. Gleichzeitig hatte sie Angst, dass sie wegen der versäumten Zeit Vorwürfe bekommen würde.
Der Satz: „Ich habe Angst, dass ich meine Arbeit nicht schaffen kann" testet mit schwachem Arm.
Der Satz: „Hilflosigkeit wegen Rückenschmerzen" testet ebenfalls mit schwachem Arm.

### EMDR

Zunächst visualisiert die Patientin das Zimmer, in dem sie die heftigen Kreuzschmerzen bekommen hatte und revitalisiert das Gefühl, die Arbeit nicht schaffen zu können.

Nach drei Runden ist das Gefühl der Hilflosigkeit verschwunden, die Rückenschmerzen sind nicht mehr erinnerlich. Gleichzeitig berichtet die Patientin, dass sie keine Angst mehr hat, die Arbeit nicht beenden zu können.

### Kinesiologischer Nachtest

Das Gefühl der Hilflosigkeit, der Rückenschmerzen und das Gefühl, die Arbeit nicht schaffen zu können testet jetzt mit starkem Arm.

### Ergebnis

Nach der Enttraumatisierung ist die Patientin völlig entspannt und kann auch den nächsten Wochen der Rehabilitation mit Ruhe und Gelassenheit entgegen sehen. Kein Zittern mehr, die Patientin ist in einem ausgewogenen Zustand.

Nachschau am 04.07.03: Die Patientin ist in jeder Hinsicht stabil. Besonders das scheuernde Gefühl in der rechten Brust (Schrittmacher) ist völlig verschwunden.

## Zwischenanamnese vom 11.07.2003

In der letzten Sitzung hatten wir mit Christa drei Schwachstellen visualisiert, einmal die Situation mit der Chefin Frau Z., dann den Autounfall, der ihr mit 14 Jahren ihre Schönheit geraubt hatte und drittens eine Situation mit der Tochter M., bei der sie Schuldgefühle verspürt hatte.
Zwischenzeitlich geht es ihr sehr viel besser, sie fühlt sich leichter, „dumme Gedanken" kämen nur noch ganz selten. Sie berichtet, dass sie vor allem Interesse daran habe, dass es dem Rest der Welt gut gehe. Da es auch ein Opfer geben müsse, kommt vor allem sie selbst hierfür in Frage.
Hinsichtlich der arthrosebezogenen Schmerzen spürt sie im Winter eine wesentliche Verschlimmerung, ebenso bei Wetterwechsel, im Sommer hingegen ist es deutlich besser. Bei Vollmond ist sie schlaflos. Das Schlimmste in dieser Welt ist die Ungerechtigkeit. Filme mit Armutsszenen kann sie kaum ertragen.

## Therapie

Causticum C 200, 5 Globuli hier.

## EMDR

Sie thematisiert ihre „dummen Gedanken", die sich darauf beziehen, dass sie an Selbsttötung denkt, oder daran, ihre Tochter ebenfalls mit einem Messer zu bedrohen (Impuls zu töten). Das Vorbild ist offensichtlich die fast tägliche Drohung ihres Mannes, sie mit einem Messer umbringen zu wollen. Diese Drohung hat offensichtlich im Laufe der Jahre auf ihr eigenes Gedankengut abgefärbt, ohne dass sie sich hiergegen wehren konnte.

### Eigene Bedrohung

Sie visualisiert, wie ihr Mann sie mit einem langen, spitzen Küchenmesser von etwa 40 cm Länge zu töten droht. Während sie diese Situation visualisiert, bleibt die Gefühlslage neutral. In der zweiten Runde beginnt die Patientin zu weinen, da sie Trauer über diese Bedrohung verspürt. In der dritten und vierten Runde beginnt sie zu lachen, sie empfindet die Szene als lächerlich und nicht mehr als bedrohlich. An dieser Stelle wird die EMDR dann beendet. Ein explosives Lachen zeigt immer das Ende einer Sitzung an – der letzte Stress wird über das Lachen aufgelöst.

### Ergebnis

Die Vorbildsituation für ihre eigenen suizidalen Gedanken, aber auch für die Gedanken, der Tochter mit einem Messer etwas antun zu müssen, ist in der Bedrohung durch ihren Mann zu sehen. Diese Situation wurde emotional mit Hilfe der EMDR aufgelöst. Unterstützend wurde Causticum D 200 zunächst als Einzeldosis gegeben.

## Fall 44 – Therapieresistente Hypertonie, Angst zu sterben

### Traumaanamnese vom 24.03.2003

Die 51 Jahre alte Berta berichtet, sie sei mit neun weiteren Schwestern aufgewachsen. An dem Tag, an dem eine ihrer Schwestern, wahrscheinlich die Fünftälteste, heiratete, kam es dazu, dass die Mutter morgens über Übelkeit klagte, sich dann aufs Bett legte und anschließend einen schweren Hirnschlag erlitt, dem sie fünf Tage später erlag. Damals war die Mutter 48, Berta 23 Jahre alt. Als wenige Jahre später die am Todestag der Mutter verheiratete Schwester ihr fünfjähriges Hochzeitsjubiläum feierte, starb sie ebenfalls an diesem Jubiläumstag an einem Hirnschlag. Diese beiden Ereignisse trafen die Patientin schwer.

### Kinesiologischer Test

Bluthochdruck testet: Arm schwach.
Angst, mit 48 Jahren ebenfalls sterben zu müssen testet: Arm schwach.
Bluthochdruck testet, gegen Angst, mit 48 Jahren ebenfalls sterben zu müssen testet: Arm stark.

### Bedeutung

Kausaler Zusammenhang zwischen Angst und Hypertonie.
Angst testet gegen Natrium chloratum D 1000 3 x 5 Globuli pro Woche: Arm stark.
Angst testet gegen Arsenicum album D 1000: Arm stark.

## EMDR

In der ersten Sitzung visualisiert die Patientin ihre Mutter, die gerade nicht mehr in der Lage ist, sie zu erkennen. Nach 60 Sekunden kann sie dieses Bild nicht mehr halten und kann nur noch meine Finger sehen.
In der zweiten Runde visualisiert sie ihre Mutter, wie sie einen letzten Blick auf sie in der Intensivstation wirft und wie sie unter dem Gefühl der Hilflosigkeit leidet. Auch dieses Bild verschwindet innerhalb von 30 Sekunden.

## Kinesiologischer Nachtest

Bluthochdruck testet: Arm stark.
Angst, mit 48 Jahren ebenfalls sterben zu müssen testet: Arm stark.
Die Enttraumatisierung hat sehr schnell funktioniert, die Patientin ist stabil.
Ursache für die Hypertonie war offensichtlich die Furcht, mit 48 Jahren ebenfalls zu erkranken oder gar sterben zu müssen.

## Beurteilung des Hypertonus

Der anfänglich erhöhte Blutdruck (180/90) zeigte bei regelmäßig durchgeführten Kontrollen im weiteren Verlauf normale Werte zwischen 120/80 und 130/80 mmHg. Unter der hausärztlichen Medikation von Enahexal und Östronara 1x1 gute Einstellung der Hypertonie.

## Fall 45 – Enttäuschungen durch die Mutter – fehlende Akzeptanz

### Anamnese und Traumaanamnese vom 29.08.2003

Der Vater der 45 Jahre alten Babette liegt zur Zeit im Sterben, der Vater war zeitlebens ein erheblicher Tyrann gewesen, der die Familie quälte. Die Mutter wurde als schwierig erlebt, durch die negative Rolle des Vaters jedoch wurde die Mutter von ihr eher auf ein silbernes Tablett gehoben und ihre Bosheiten akzeptiert. Seit etwa 14 Tagen hat sich wohl ein anderes Bild herauskristallisiert, nämlich dass die Mutter als „Monster" agiere und ebenfalls einen ausgesprochen negativen Einfluss auf die Familie ausüben würde. Hinzu kommt, dass offensichtlich körperliche Zärtlichkeiten oder auch nur Berührungen wohl eher die Ausnahme waren. Die Patientin wünschte sich also nichts sehnlicher, als eine Mutter, die weniger enttäuschende, sondern eher freundliche, liebevolle und befriedigendere Aspekte zeigen würde.
Während dieser Erzählung rinnen der Patientin die Tränen über die Wangen.

### Erste EMDR am 29.08.2003

In den ersten 3 Runden stellt sich die Patientin bei dem Stichwort „Enttäuschungen durch meine Mutter" einen Kopf vor, der sie an eine Hexe erinnert: Ein rotes Kopftuch, eine hervorstechende Nase, stechende Augen und dünne Lippen. Diesen Kopf sieht sie wohl teilweise von vorne, teilweise von der Seite. Später verschwindet der Kopf vollständig und das Gefühl der Enttäuschung geht von 9 auf 0 zurück.
Anschließend wird der Vater visualisiert, der in einer fröhlichen Szene in der Küche sitzt. Hierbei werden jedoch keine negativen Emotionen empfunden.

### Homöopathische Zusatztherapie

Aufgrund einer kinesiologischen Testung, aufgrund kühler Hände und Füße, allgemeiner Frösteligkeit und einem sehr schlanken Wuchs der Patientin wird Silicea D1000 getestet und anschließend mental appliziert.

### Kinesiologischer Test

Während die Mutter am Anfang mit einem schwachen Arm reagiert, ist der Arm zum Schluss stabil, das gleiche trifft auf den Vater zu.

### Zweite EMDR am 30.08.2003

Im kinesiologischen Test erscheint alles stabil, die Hände der Patientin sind zunächst noch etwas kühl, anschließend warm bzw. sehr warm, so dass sie dem normalen Wärmeniveau nahe kommen.

### Dritte EMDR am 31.08.2003

Alles erscheint stabil, die Hände sind weiterhin warm, die Patientin kann ihre Geschichte erzählen, ohne dass auch nur eine Träne rinnt, oder dass eine andere vegetative Trauerreaktion zu erkennen wäre.
Diejenigen Kollegen, die bei ihrer allerersten Erzählung am Nachmittag des 29.08.2003 anwesend waren, konnten bestätigen, dass Stimme, Gesichtsausdruck, Gestik und Mimik sich wesentlich geändert haben, zumal fast genau der gleiche Text von der Patientin gesprochen wurde.

## Fall 46 – Angst, Tod des Opas

### Traumaanamnese vom 22.08.2003

Tanja berichtet, dass sie nahe am Wasser gebaut sei.
Als die Mutter im Dezember 2002 wegen einer Karzinomerkrankung sich einer Chemotherapie unterziehen musste, hatte Tanja Angst, die Mutter könnte am Karzinom oder an den Nebenwirkungen der Chemotherapie sterben. Während sie das erzählt, laufen ihr bereits die Tränen über das Gesicht.
Während der Sitzung stellt sich heraus, dass ein Großvater mütterlicherseits gestorben war, als sie 10 Jahre alt war. Dieser Tod des Opas hat sie schwer getroffen. Auch hier weint sie zunächst.
Später in der Sitzung stellt sich heraus, dass der Vater die Familie verlassen hat, als sie 5 Jahre alt war. Der schlimmste Moment war, dass er ihren Bruder Michael mitgenommen hat und ihr somit einen wichtigen Spielgefährten entzogen hat. Außerdem leide sie unter der schweren Verletzung, die ihr Vater ihrer Mutter angetan hat und sie nimmt es ihm sehr übel, dass er die Familie zerstört hat.

### EMDR

Nach drei Runden verschwimmt das Bild der Mutter, die sie in einem Bett an einer Infusionsflasche mit Chemotherapie visualisiert. Gleichzeitig nimmt die Angst deutlich ab und geht auf 0 zurück.
Im zweiten Teil der EMDR Sitzung, der Runde 4 bis 7, visualisiert sie, wie der Opa im Sarg liegt. Auch hier verschwimmt alles rasch und das Gefühl der Einsamkeit und des Verlassenseins kehrt auf 0 zurück.

Im dritten Teil der Sitzung, Runde 8 bis 12 sieht sie das Bild, wie der Vater ihren Bruder Michael aus der Familie wegführt. Zunächst waren die Gefühle Hass und Zorn auf der Skala bei 10, nach Beendigung der Sitzung bei 0.

### Kinesiologischer Test

Nach der Sitzung testet „Chemotherapie der Mutter", Tod des Opas und „der Vater verlässt die Familie mit Michael" mit starkem Arm.
Das subjektive Gefühl der Erleichterung, das die Patientin nach dieser Sitzung verspürt, wird später schriftlich bestätigt.

## Fall 47 – Depressionen, Tod der Ehefrau

### Allgemeiner Eindruck

Der noch sehr rüstig wirkende 84-jährige Herr Meier erhebt sich etwas unsicher von seinem Stuhl und kommt dann ebenfalls mit etwas unsicheren Schritten in das Behandlungszimmer. Er ist ordentlich gekleidet. Seine allgemeine Skepsis ist nicht zu übersehen. Dennoch besteht eine freundliche Atmosphäre.

### Anamnese vom 16.12.2003

Der Patient berichtet, dass vor allem im Bereich des Brustbeines häufig stechende und drückende Schmerzen auftreten, „als ob er in einem Schraubstock eingespannt sei". Gelegentlich habe er den Eindruck, als ob ein Messer durch seine Brust gestoßen würde. Er bekomme dann kaum noch Luft.

Er habe stechende Schmerzen im rechten und linken Oberbauch, die sich dann über den ganzen Rücken verbreiten würden. Vor allem schmerze ihn eine spezielle Stelle zwischen den Schulterblättern.

Häufig habe er Blähungen, die so stark seien „als ob es ihn zerreißen würde". Dies geschehe, obwohl er luftmindernde Mittel einnähme und blähende Speisen vermeiden würde.

Bis vor kurzem hätte er 8 mal pro Nacht Wasser lassen müssen, durch die Einnahme von Granulofink und Kürbiskernen sowie seit 14 Tagen Berberis D 4 hätte die Miktionsfrequenz auf 3 gesenkt werden können. Bei einer Vorsorgeuntersuchung habe ein Hausarzt gemeint, „um das Messer komme er nicht mehr herum", während der Urologe gemeint habe, die Prostata sei mehr oder weniger in Ordnung.

Am Schlimmsten seien jedoch seine Depressionen und seine Angstzustände, die in letzter Zeit immer stärker zugenommen hätten.

**Erste Traumaanamnese**

Nach dem schlimmsten Erlebnis in seinem Leben gefragt, kann Herr Meier aufkeimende Tränen nicht unterdrücken, die aber nicht nach außen dringen und ihm über die Wange rollen, sondern in den Augen wieder verschwinden. So entsteht der Eindruck, als ob Herr Meier ohne Tränen weint. Nachdem er sich nach etwa 5 – 10 Sekunden wieder gefasst hat, berichtet er, dass der Tod seiner Ehefrau im November 2000 das Schlimmste gewesen sei, was er erleben musste. Sie habe einen Brustkrebs gehabt, der immer rezidiviert habe, in den beiden Jahren 1999 und 2000 hätten sie sehr viel gegen den Krebs unternommen, letztlich sei seine Frau dem Krebs aber erlegen. Außerdem sei er selber in diesen beiden Jahren nur „sehr schlecht drauf" gewesen, so dass ihn jede negative Nachricht weiter nach unten gezogen habe.

Herr Meier berichtet darüber, dass er bis zum 22. Lebensjahr in der Landwirtschaft gearbeitet habe, 1941-1942 sei er in Russland gewesen, 1943-1944 habe er sich in Ungarn aufgehalten, sei dann aber von den Deutschen zur Waffen SS eingezogen worden. Bei Unternehmungen in diesem Bereich kam es zu Erfrierungen in einer oder mehreren Zehen linksseitig. Auch nachdem 6 Wochen lang tägliche Verbandswechsel erfolgt seien, wäre die linke Zehe nicht mehr abgeheilt. Als er sich in naturheilkundliche Behandlung begab, wurde ihm geraten, tägliche Salzfußbäder durchzuführen. Nach einer Woche war das Ulcus bzw. die wunde Stelle abgeheilt. (An dieser Stelle wird bereits ersichtlich, dass Kochsalz wahrscheinlich sein wesentliches Heilmittel sein wird).

## Berufsanamnese

Von 1945 – 1949 war er an einem amerikanischen Fliegerstützpunkt beschäftigt, 1951 – 1956 war er fünf Jahre in einer Staubfabrik, in der wohl auch Kacheln und Fliesen hergestellt wurden, von 1956 bis zu seiner Pensionierung 1981 sei er als Chemiker beschäftigt gewesen.

## Familienanamnese

Herr Meier berichtet, dass sein Vater 1914 – 1918 Kriegsteilnehmer war, dann sehr plötzlich und aus heiterem Himmel verstorben sei. Das Gleiche sei auch mit seiner Mutter passiert, die innerhalb von Sekunden verstorben sei. Auch sein Bruder war in einem Sessel blitzartig und ohne jegliche Vorwarnung verstorben, nachdem er das 90. Lebensjahr überschritten hatte. Hierzu kommentiert er selbst, dass für den Beteiligten dieser schnelle Tod die günstigste aller Lösungen sei, für die Umgebung jedoch einen Schock darstelle, den er selbst nur sehr langsam überwinden könnte.

## Zweite Traumaanamnese

Nachdem der Patient bereits Natrium chloratum D 1000 und D 5000 erhalten hatte, wird er noch einmal gefragt, was sein schlimmstes Erlebnis gewesen sei. Überraschenderweise reagiert der Patient genauso wie das erste Mal, er beginnt wieder plötzlich zu weinen, ohne Tränen zu vergießen und spricht vom Tode seiner Frau. Da der Tod der Frau durch Natrium chloratum jedoch hinsichtlich des traumatischen Gefühls, des Abschiedsschmerzes und der Trauer durch die Therapie mit potenziertem Kochsalz kompensiert worden sein müsste, musste ein anderes Moment als der Tod eine wichtige Rolle spielen. Aus diesem Grunde wurde noch einmal genau nachgefragt, an welche Situation er denn denken müsse, wenn er jedes Mal zu weinen beginne.

An dieser Stelle berichtet Herr Meier, dass etwa 10 Tage vor dem Tode seiner Frau sich Folgendes ereignet habe:
Eines Nachts habe seine Frau eine schwarze Masse erbrochen (vermutlich koaguliertes Blut aus dem Magen), der rasch herbei geeilte Arzt versuchte über einen Schlauch den Magen leer zu pumpen. Gegen diesen Schlauch wehrte sich seine Frau so heftig, schrie so schrill und grell, stemmte sich so intensiv dagegen, dass es ein grauenvoller Anblick war und den Patienten zutiefst traumatisierte. Dieses Bild seiner eigenen Frau, die sich gegen den Schlauch wehrte war so intensiv, dass er jedes Mal, wenn er an seine Frau dachte, genau an diese Szene denken musste. (Hier gibt es also eine Art Flashback, das ein Kriterium einer posttraumatischen Belastungsstörung darstellt). Er selbst sagt, „das ist ein Bild, das ich nie vergessen kann".

**Erster kinesiologischer Test**

Sternale Schmerzen = Schmerzen hinter dem Brustbein testen mit schwachem Arm, stark unter Natrium chloratum D1000, die Prostata testet mit schwachem Arm, die unter Granulofink weiter schwach bleibt, jedoch unter Prostata Injeel, 1 Trinkampulle pro Woche deutlich stärker wird (100 %).
Der Oberbauch testet mit sehr schwachem Arm, sofort besser unter Chelidonium D 4, 3 x 1 Tablette täglich (100 %).
Übelkeit testet gegen Natrium chloratum D 1000 stark.
Depressionen testen gegen Natrium chloratum D 1000 zu 98% stark, gegen Natrium chloratum D 5000 mit 110% Stärke.
Auch die Angstgefühle testen zunächst mit schwachem Arm, sofort stark unter Natrium chloratum D 1000, sehr viel stärker noch unter Natrium chloratum D 5000. Interessanterweise testet auch die Prostata zunächst mit schwachem Arm, die unter Natrium chloratum D 1000 sofort stark wird.

## Therapie

Natrium chloratum D 1000 5 Globuli sofort, Natrium chloratum D 5000.
5 Tropfen nach 10 Minuten, Natrium chloratum D 5000, 5 Tropfen nach einer weiteren Stunde.
Ultima ratio 10 ml subkutan, Folsäure intravenös, Prostata Injeel als Eigenbluttherapie intravenös und intramuskulär.

## Zweiter kinesiologischer Test

Alle oben genannten Stichworte testen jetzt mit starkem Arm.

## EMDR

In den ersten vier Runden reagiert der Patient noch mit einer heftigen Atmung, er ist sichtlich emotional bewegt, die Augenbewegung ist vor allem rechts außen noch unruhig und sprunghaft. Während zu Beginn der Kummer über die schrecklichen Zustände seiner Frau supramaximal war, also auf der Skala 0 – 10 etwa bei 20 liegen mochten, berichtet der Patient nach der fünften Runde, dass der Kummer auf der Skala etwa auf 5 gesunken sei. Nach der zehnten und letzten Runde lag der Kummer noch zwischen 0 und 3. Nach der vierten Runde spricht der Patient von Hoffnung und Trost, ab der fünften Runde drängen sich auch andere Bilder dazwischen, so dass er das Bild seiner schreienden Frau immer öfter verliert, in der achten Runde spricht er davon, dass das „Bild zunehmend verblasst und an Bedeutung verliert", dass es nicht mehr das Gewicht hat wie zu Beginn und dass er „leichter darüber hinweggehen könne".

## Rezeptur

Chelidonium D 4, 80 Tabletten DHU, erste Woche 3 x 1 Tbl. täglich, zweite Woche 2 x 1 Tbl. täglich, in der dritten Woche 1 x 1 Tbl. täglich, dann nur noch nach Bedarf (Meteorismus).

### Option

Eventuell Prostata-Injeel 1 x 1 Ampulle pro Woche als Trinkampulle einnehmen
Fortsetzung der EMDR nach Shapiro.

### Ergebnis

Der Patient geht sehr erleichtert, erstaunlicherweise auch ohne den geringsten Schmerz im Brustbereich, Rückenbereich oder Bauchbereich nach Hause. Er hat nun die deutliche Hoffnung eventuell seine langjährigen Depressionen doch noch überwinden zu können.

### Überlegungen zum Fall

Bei retrosternalen Schmerzen, also Schmerzen, die hinter dem Brustbein empfunden werden, muss man immer damit rechnen, dass es sich hier auch um physisch bedingte Beschwerden handeln kann, die von einer Koronaren Herzkrankheit (KHK) herrühren können, also um Beschwerden, die den Herzkranzgefäßen ausgehen. Hier muss also sorgfältig abgewogen werden, ob wir es mit verengten koronaren Gefäßen oder mit einem schweren Psycho Trauma zu tun haben.
In diesem Fall erbrachte die Vorgeschichte so eindringliche Szenen, dass zunächst psychisch entlastet werden musste. Falls die Herzschmerzen nach der enttraumatisierenden Sitzung weiterhin beständen hätten, wäre der nächste Weg gewesen, ihn zum zum Kardiologen zu schicken.

## Fall 48 – Kränkung im Beruf, akute Depression

### Zugang

Am 29.09.2003 stellte sich Frau R.S.T. bei mir vor. Insgesamt schien die Stimmung labil zu sein, sehr freundliches Wesen, adrette Kleidung mit weißer Bluse und hellen Hosen.

### Anamnese

Ein aktueller Anlass zu einer psychischen Dekompensation war ein Affront, der sich auf ihre Arbeitsweise bezog und bedeutete, dass ihre Arbeit nicht wertgeschätzt werden würde. Diese Empfindlichkeit war so groß, dass es zu einer Art psychischen Dekompensation gekommen war.

### Traumaanamnese vom 29.03.2003

Ihr Vater hatte die Familie verlassen, als sie 5 Jahre alt war. Es gab 4 ältere Geschwister, sie war die 5. Die Beziehung zum Vater war nie herzlich gewesen, auch die Mutter bewertete wohl vorwiegend die Leistung und nicht ihre Persönlichkeit. Insgesamt waren die Komponenten im Lebensgefühl: Falschheit, Hintergehung, Ausgenutztwerden.

Zwischen ihrem 11. und 15. Lebensjahr hatte die Mutter einen Freund, mit dem sie jeden Abend wegging. Vorher kam sie mit ihrem Freund in die elterliche Wohnung, kochte für alle 3, verschwand dann erbarmungslos und ließ die Patientin einsam und alleine, mit ihren bestürzten und verletzten Gefühlen alleine zu Hause. Damals weinte die Patientin viel. Sie fühlte sich einsam und alleine gelassen, abgefertigt wie ein Hund. Mit 17 Jahren wurde sie mit Genehmigung ihrer Mutter für ein Jahr nach London geschickt, um dort eine Schule zu besuchen.

Schließlich fand sie einen Mann, der Verständnis für sie hatte und sie heiratete. Diese Ehe ging vor einiger Zeit in die Brüche, da die Mutter, die einen äußerst destruktiven Charakter hatte, im gleichen Hause wohnte und ihren Mann durch zahlreiche kleine Nadelstiche „vergraulte". Insofern hat ihre Mutter ihr Leben mehrfach zerstört: Zum einen durch das Gefühl, das sie ihr vermittelte, dass sie wenig Wert sei und zum anderen dadurch, dass die Mutter ihre einzige stabile Beziehung erfolgreich zerstört hatte. Die Motivation der Mutter war ganz offensichtlich die, dass sie sich durch diese Tochter besonders gut versorgt fühlte, während ihre anderen Kinder sich von ihr abgenabelt hatten und sich nur wenig oder gar nicht um sie kümmerten.

Die **geringe Wertschätzung** ist das verbindende Glied, das sich durch das Leben der Patientin hindurchzieht, und das somit auch am 29.09.2003 zu einer aktuellen Dekompensation geführt hatte, weil „geringe Wertschätzung" ein prekäres Lebensthema ist. Damit einher geht der herbe Schmerz beim Abschiednehmen, so dass das Thema „Abschiedsschmerz" ebenfalls ein wichtiges Lebensthema darstellt.

Zum Thema Abschiedsschmerz äußerte die Patientin, dass sie Befürchtungen habe, ihre gegenwärtige Stellung bald wieder zu verlieren.

### Kinesiologischer Test

Regulation regelrecht.
Geringschätzung der eigenen Arbeit testet: Arm schwach, Geringschätzung der eigenen Arbeit testet gegen Natrium chloratum D 5000: Arm stark.

In der 1. Runde kommt es zu Tränen, heftiger Druck und Schmerz über der Brust. In der 2. Runde kommt es zu einem kurzen psychischen Zusammenbruch, als sie daran denkt, dass die Mutter sie verlässt, alleine zu Hause lässt und sich nicht um sie kümmert. In diesem Moment kommt Lebensunlust auf. In der 3. Runde kommen nur noch sehr wenige Tränen, in der 4. Runde weint sie gar nicht mehr, plötzlich verlässt nicht die Mutter das Wohnzimmer, sondern ihr Mann. Hier hat sie 2 Bilder in einem: links das Schlafzimmer mit dem leeren Ehebett und rechts den Mann, der aus der Tür hinausgeht, während sie sich selbst als 11-jähriges Mädchen sieht. In der 5. Runde verspürt sie keinen Druckschmerz mehr, auch keine Schmerzen im Körper, keine Tränen, jetzt kommt Nervosität auf. Gleichzeitig kommt auch Ärger auf, dass sie mit ihrer Mutter nie über ihre eigenen Probleme, sondern nur über die Probleme ihrer Mutter sprechen konnte. In der 6. Runde kommt das Thema Falschheit zum Vorschein: Die Mutter bemerkt in der Pubertät, dass die Lippen der Patientin voller werden und sie beginnt, attraktiv zu werden. In dieser Zeit beschuldigt die Mutter die Patientin, „sie sei mannstoll". Gerade weil das Gegenteil der Fall war und sie Schwierigkeiten hatte, einen Freund zu finden, war dieser Vorwurf besonders schmerzhaft und falsch. In der 7. Runde hat sie noch das gleiche Bild, wie die Mutter das Wohnzimmer verlässt und die Türe offen stehen lässt. Gleichzeitig kommt Wut darüber auf, dass die Mutter die Seele der Patientin für das ganze Leben ausschließlich für sich alleine haben will. Sie versucht einen Trost durch die Idee, dass Altruismus eine Tugend sei. In der 8. Runde kommt es zu einer zunehmenden Wut, die sich im körperlichen Bereich als Gefühl wie Feuer im Magen- und Brustbereich äußert. Sie ärgert sich z.B. darüber, dass die Mutter ihre ältere Schwester fragt, warum denn die Patientin so schlecht aussehen würde.

In der 9. Runde ist das Gefühl des brennenden Feuers nur noch gering. Nach der 9. Runde wird die Bauchatmung geübt, die zunächst unvollständig ist, später wird aber der „Bauch" rund und kräftig. In der 10. Runde halten sich Ärger und Trauer die Waage: Die Patientin äußert, „meine Mutter macht das ja alles nur aus Schwäche". Sie beginnt offensichtlich, Verständnis für den ausgeprägten Egoismus ihrer Mutter zu entwickeln. Sie erinnert sich, dass sie mit 17 Jahren ein Jahr in London war, wo sie mit einer Meditationstechnik begonnen hatte, die ihr bis heute ein Gefühl der Ruhe und der Sicherheit verleiht. Andererseits hat sie das Gefühl, alleingelassen zu werden. Während sie sich das Bild ansieht, wie die Mutter sie verlässt, wird sie immer teilnahmsloser, das Bild ruft immer weniger aggressive oder traurige Assoziationen und Emotionen hervor. Sie schweift von dem Bild immer weiter ab und kommt auf immer zahlreichere Nebenschauplätze. In der 11. Runde scheint alles stabil, die Emotionen sind neutral, Trauer, Ärger und Wut scheinen soweit kollabiert zu sein und werden auf der Skala 0 bis 10 mit 0 angegeben.

### Kinesiologischer Nachtest

Die Mutter M. L. testet: Arm schwach, der Arm wird sofort stark, wenn Natrium chloratum D 100.000 hinzugegeben wird. Dieses wird per Surrogat mental appliziert. Im kinesiologischen Nachtest erscheint die Mutter der Patientin mit stabilem Arm.

## Fall 49 – Diabetes mellitus – Schockfolgen – Phosphor C 1000

### Zugang

Als ich 1997 und 1998 in der Klinik Sonnenblick in Marburg als internistischer Oberarzt arbeitete, machte ich an einem Donnerstag Visite auf Station, zusammen mit Dr. Pflanzl, einem sehr erfahrenen Rehabilitationsmediziner, der sich speziell orthopädisch an der Universitätsklinik in Marburg weiter gebildet hatte. Er hatte also die Aufsicht über alle postoperativen Patienten, die als AHB kamen, also als Anschlussheilbehandlung nach einer Operation.

Wir kamen zu der damals 75 Jahre alten Denise, die wegen eines Oberschenkelhalsbruches bei uns lag. Die medizinische Abkürzung heißt einfach Schenkelhalsbruch, SH, und für Bruch schreiben die Chirurgen das Zeichen #. Diagnose also SH#.

### Labor

Ihre Blutzuckerwerte lagen zwischen 200 und 300 mg% (normal = 60 bis 110 mg%), sodass die Tablettenmedikation nicht mehr ausreichte und Dr. Pflanzl folgerichtig darauf hinwies, dass bei gleichartigen Werten unbedingt mit einer Insulintherapie begonnen werden müsste. Hier schrie die Patientin förmlich auf, nein, das möchte sie auf keinen Fall, das hält sie nicht durch, das kann sie unmöglich akzeptieren. Um sie etwas zu beruhigen, sagte ich ihr zu, dass ich mit ihr nach der Visite noch einmal über den Diabetes mellitus sprechen würde. Sie beruhigte sich, und wir konnten die Visite fortsetzen.

## Traumaanamnese

Beim Gespräch später erfuhr ich von ihr eine hoch interessante Vorgeschichte, die mir den Schlüssel zur Therapie in die Hand gab.

Neuraltherapeuten und Homöopathen haben immerhin eine Gemeinsamkeit, sie erkundigen sich beide sehr genau, wie denn die Krankheit oder die Funktionsstörung begonnen hat.

Hierzu erzählte die Patientin, dass sie vor vier Jahren, mit 72 Jahren also, ihre damals 92 Jahre alte Mutter im Altersheim in Berlin besucht hat. Sie lag in einem Dreibettzimmer, und beide andere Altersheimbewohner hatten auch noch Besuch. Als sie das Zimmer ihrer Mutter betrat, sah sie, wie zwei Pfleger auf ihre arme alte Mutter einschlugen, als ob sie sie umbringen wollten. Vor Entsetzen wäre sie fast ohnmächtig geworden. Sie erlitt einen schweren Schock, der sich auch nicht wieder rückgängig machen ließ, als sie erfuhr, dass die beiden gerade dabei waren, ihre Mutter zu reanimieren, da ihr Herz ausgesetzt hatte.

## Trauma Reanimation

Tatsächlich gelang es den beiden auch durch kräftige Schläge auf den Thorax, das Herz wieder zum Schlagen zu bewegen, und die 92 Jahre alte Mutter setzte sich auf mit den Worten: „Da war ich nun endlich so weit und konnte gehen, und da habt ihr mich zurückgeholt, das darf doch nicht wahr sein". Und sie war sehr traurig, dass sie am „Fortgehen" gehindert worden war.

Alles das brachte nun unsere Denise völlig aus der Fassung, und nach diesem Erlebnis kam es zu den ersten erhöhten Blutzuckerwerten. Der Diabetes mellitus war anscheinend im Rahmen des schweren Schocks entstanden. Dennoch hatte sie sich ihre Lebendigkeit erhalten und wirkte sehr präsent und energetisch gut aufgeladen. Die Augen sprühten vor Lebendigkeit, sodass man hier vom sogenannten „Augenfeuer" sprechen konnte.

Überlegungen zur Entstehung des Diabetes mellitus mit Spätsymptomen
Nahm man als die Ursache für den Diabetes mellitus den Schock an, den sie erlitten hatte, kam hier neben Opium und Aconit noch Phosphor in Frage.
Phosphor hat auch eine Kapillarfragilität, eine „Gefäßbrüchigkeit" - ein sehr schlechter Ausdruck dafür, dass es bei diesen Patienten rasch zu Hautblutungen kommt, wenn sie sich stoßen. Also, sie neigte zu blauen Flecken, hatte Angst vor Gewitter, war schreckhaft, hatte Augenfeuer und hatte einen Schock erlitten. Das waren für mich die Argumente, warum ich ihr noch am nächsten Freitag Phosphorus C 1000, 5 Tropfen als Einmaldosis, durch eine Schwester der Station 7 geben ließ.

**Verlauf:**

Am Montag fragte ich erst mal bei den Schwestern nach, wie es denn Denise am Wochenende gegangen wäre. „Schlecht" meinten sie, sie hat so viel geschlafen und war so müde.

**Erste Konsultation nach der Therapie**

Als ich bei ihr eintrat, saß sie kerzengerade auf ihrem Bett, war glücklich und fröhlich, und erzählte mir, ihr Sohn habe sie am Wochenende besucht und als sie ihn auf die Schönheit des Horizontes aufmerksam machte, sagte er, so gut habe sie ja schon lange nicht mehr gesehen.

Das Kribbeln an ihren Fußsohlen, das sie ebenfalls seit dem Schockerlebnis hatte (so, als ob sie eine Polyneuropathie, ein Spätsymptom des Diabetes mellitus sofort bekommen hätte) war ebenfalls verschwunden, und als die Schwestern einen Blutzuckertest machten, ergab der 110 mg% - also einen normalen Wert. Dieser wurde zunächst für einen Laborfehler gehalten und nicht geglaubt und daher häufiger wiederholt - der Diabetes lag jetzt bei Werten zwischen 110 und 150 mg%, also sehr gut, sodass man außer Diät keine weitere Therapie einleiten musste. Insulin war jetzt also nicht mehr im Gespräch.

Wie kann man eine Besserung des Diabetes einordnen?
Obwohl die Kollegen wissen mussten, dass sich eine Zuckerkrankheit nicht von selbst verabschiedet, sondern langsam aber sicher weiter geht, mit und ohne Therapie, gab es keine Nachfrage, was denn die Ursache für den Rückgang des Zuckers gewesen sein könnte. Vielleicht dachten sie an eine Spontanheilung.

### Weiterer Verlauf

Aus Berlin erhielt ich noch die Werte der nächsten drei Monate, die alle gut waren. Dann musste Denise in Berlin noch umziehen, und danach riss unser Kontakt ab.

### Überlegungen zum Fall

Kennt man also die Ursache für eine Erkrankung, dann gibt es offensichtlich die Möglichkeit, über eine kausale Therapie etwas zu erreichen, was schulmedizinisch kaum denkbar erscheint.

Hier schien der Schock den Diabetes ausgelöst zu haben, und nachdem die Schockfolgen behoben waren - durch Phosphorus C 1000 als Einmaldosis - kam es zu einem Rückgang der Krankheit, einmal im Sinne der Laborchemie - die Blutzuckerwerte wurden sofort besser, aber es gab auch noch zwei „Spätkomplikationen", die sich zu diesem Zeitpunkt gar nicht erklären ließen, nämlich eine Sehstörung und eine Polyneuropathie beider Füße, ein Taubheitsgefühl, das erst dann entstehen sollte, wenn die kleinen Nerven in der Peripherie durch den ungünstigen Zuckerstoffwechsel in ihrer Funktion so beeinträchtigt sind, dass sie nicht mehr richtig funktionieren. Dies ist ein Vorgang, der in aller Regel mehrere Jahre in Anspruch nimmt.

Obwohl also diese beiden „Spätfolgen" sehr schnell eingetreten waren, gingen sie im Rahmen der Nachbehandlung des Schocks ganz schnell wieder weg, was genau so erstaunlich ist wie ihr frühes Auftreten.

Hier war also die ausführliche Anamnese der Grund, warum ich einen Schlüssel zur Therapie von der Patientin in die Hand bekam, den ich nutzen konnte.

Solche Fälle ermutigten mich, bei allen Störungen noch genauer nach den Umständen der Entstehung zu fragen, um ein möglichst großes Spektrum von dauerhaften Ergebnissen zu erzielen.

Obwohl ich damals von EMDR noch nichts gehört hatte und auch noch nicht kinesiologisch tätig war, konnte ich genau erkennen: Hat man die Ursache gefunden, ist die Therapie in greifbarer Nähe.

## Fall 50 – Starkes Schwitzen – Annahme, sie hätte ihren Vater ermordet

### Zugang

Eine 32 Jahre alte Frau aus den Karpaten, aus Rumänien, „dort, wo Dracula herkommt", nennen wir sie also Draculina, kam in die psychosomatische Rehabilitation wegen extremer Schweißneigung.

### Anamnese vom 22.04.2005

Sie müsse sich jeden Tag 4 Mal umziehen, weil sie so stark schwitzen würde.
Diese Schweißneigung bestehe seit etwa 12 Jahren, seit ihrem 20. Lebensjahr. Die Achseln laufen wie verrückt, die Hände sind immer feucht, die Füße wären nie trocken.

### Traumaanamnese

Als ich sie fragte, was denn das Schlimmste in ihrem Leben gewesen wäre, erzählte sie, dass sie ihren Vater umgebracht hätte. Das sei so gewesen: Ihr Vater war sehr krank gewesen, und daher wollte die Familie ein Orakel haben. Da die Magierin aber gerade auf Urlaub war, befahl man Draculina, ein Buch aufzuschlagen. Das tat das damals 12 Jahre alte Mädchen. Dabei schlug sie eine Seite mit einem schwarzen Kreuz auf. Das bedeutete, dass der Vater sterben müsste. Nun dachte sie natürlich, hätte sie bloß die richtige Seite aufgeschlagen, eine mit einem weißen Kreuz, dann wäre ihr Vater nicht gestorben sondern am Leben geblieben. Aus diesem Grunde hatte sie die innere Überzeugung gewonnen, sie hätte ihren Vater umgebracht. (Wir würden sagen, sie hat einen schwerwiegenden, lebensbedrohlichen hinderlichen Glaubenssatz bei sich installiert).

### Symptomatik

Ein schlechtes Gewissen und Schuldgefühle verunsichern das vegetative Nervensystem so sehr, dass es zu extremen Schweißbildungen kommen kann. Genau das war bei Draculina der Fall.

### Überlegungen zum homöopathischen Mittel

Nimmt man Schuldgefühle und Schweißsekretion als Hauptsymptome, kommt man auf das homöopathische Mittel Natrium chloratum, das Kochsalz. Synonym wird der ältere Ausdruck Natrium muriaticum, ebenfalls Kochsalz, verwendet, abgekürzt Nat mur.

Nimmt man jedoch das Gefühl, ein Verbrechen begangen zu haben als Hauptsymptom, kommt man auf Ignatia, die Ignatiusbohne, die auf den Philippinen wächst. Sie ist strychninhaltig und wirkt daher kräftig stabilisierend auf das vegetative Nervensystem.

### Erste Therapie

Damals nutze ich noch die Klopftechnik nach Klinghardt, um hohe Potenzen zu applizieren. So gab ich ihr Ignatia D 1000 bis D 200 Millionen, entsprechend dem kinesiologischen Test.

### Wirkung

Die Wirkung war frappierend! Noch am Ende dieser Sitzung waren ihre Hände und ihre Achselhöhle trocken, die sonst immer so feucht waren, sodass sie den Schweiß von den Fingerspitzen oder von der Achsel tropfen lassen konnte! Sie konnte also die Achseln entblößen und man konnte zusehen, wie der Schweiß herunter tropfte.

In den nächsten 24 Stunden hat sie dann sehr viel geweint, sie „konnte gar nicht mehr aufhören zu weinen". (Natrium chloratum „weint wie ein Schlosshund").
Bei schweren psychischen Störungen ist das Weinen eine befreiende Reaktion, „der Kummer schmilzt ab".

**Zweite Therapie**

Vier Tage später setzten wir die Therapie fort. Die Hände waren jetzt trocken, aber die Achseln und die Füße waren noch feucht.

Letztlich fanden wir als weitere Ursachen für die Schweißbildung mehrere Narben im Finger- und Handrückenbereich, die mehrere Meridiane durchschnitten, so auch den Akupunkturpunkt Dickdarm 4, einen wichtigen vegetativen Punkt.

Nach dieser Sitzung vom 08. April 2005 waren dann auch die Achseln trocken!

Nun klagte sie noch über Muskelschmerzen und eine Allergie auf Insektenstiche.

**Lieblingsfarbe und Schrift**

Über die Bestimmung der Lieblingsfarbe - hellblau - und eine Schriftprobe konnten wir nach H. V. Müller als Persönlichkeitsmittel Kupfer herausfinden, Cuprum metallicum.

Dieses Mittel kommt häufig bei Kupferbelastungen des Organismus, zum Beispiel durch das Tragen einer Kupferspirale. Diese wurde jedoch verneint. Aber sie brachte tatsächlich eine große Überraschung: Sie arbeitet täglich mit Kupfer, da sie Transformatoren regeneriert! Daher also die Kupferbelastung, daher auch die Muskelschmerzen.

Nach einer Gabe von Cuprum metallicum D 1000 waren die Muskelschmerzen so schnell und gut weg, dass man diese sogar mit Druck auf die Hüften nicht mehr auslösen konnte.

### Schrift von Kupfersalzen und Cuprum metallicum

Für den interessierten Graphologen sei hier noch die Besonderheit der Schrift von Cuprum Patienten mitgeteilt:

Wie bei allen vier von H. V. Müller analysierten Kupfersalzen besteht die Besonderheit, dass im Schriftbild viele Buchstaben voneinander abgesetzt sind. Die Schrift ist eng, der Rand links unregelmäßig, die Schrift zieht nach oben rechts, mit steigender Füllung des Blattes, ausgehend von waagrechter Schrift in der ersten Zeile.

### Dritte Anamnese vom 11.04.2005

Vor 4 Jahren hatte sie eine Fehlgeburt im 5. Monat gehabt. Der Verlust traf sie so sehr, dass sie anschließend sauer auf alle Mütter war, die einen Kinderwagen schoben und diese Mütter alle hätte erwürgen können.
Sie war auch sauer auf ihren Mann.
Offensichtlich war diese Fehlgeburt für sie selbst eine schwere Kränkung. Bei der Erzählung von diesem belastenden Lebensabschnitt kam es zu einem sehr deutlichen und störenden Kloßgefühl im Hals.

Die früher geklagten Hüftschmerzen waren zwei Tage völlig weg, was wir auf das homöopathische Kupfer zurückführten.

Die Kränkung behandelten wir mit Ignatia D 40 Millionen.

**Verlauf vom 14.04.2005**

Am 14. April konnten wir die Reaktion auf Ignatia sehr schön beobachten.
Ignatia bringt den alten Ärger hoch und führt zu klaren Entscheidungen, die bisher nie richtig gefällt werden konnten.

Sie beginnt mit einem tiefen Seufzer. Sie hat ihren Mann rausgeschmissen, als er auftauchte und mit ihr schlafen wollte. 13 Jahre hat er nie an sie gedacht. Jetzt jammert er, droht mit Selbstmord, wenn sie nicht zurück kommt. Nach der letzten Behandlung hatte sie noch einmal kräftig geweint, danach wurde sie sehr stabil, hat jetzt plötzlich ein gutes Selbstwertgefühl, hat den Eindruck, sie sei jemand, nachdem sie 13 Jahre zu Hause „nur die Doofe" war. Sie fühlt sich frei. Sie hat jemanden gefunden, mit dem sie schön harmoniert. Sie fühlt nach langer Zeit wieder Schmetterlinge in ihrem Bauch.
Die unterspritzten Narben sind weicher. Das Schwitzen hat wieder begonnen.

Am 22. April berichtet sie, sie war drei Tage zu Hause, der Mann weint ohne Ende, bringt Geschenke und Blumen, beschwört seine Liebe zu ihr.
Sie fragt ihn, ob jemand, der einen anderen liebt, diesen dreizehn Jahre lang unterdrückt und schlägt, auch vor dem eigenen Sohn.
Sie hat keine Gefühle mehr für ihn. Sie ist fest entschlossen, sich von ihm zu trennen. Aber er lässt sie nicht los.

Sie schwitzt nur noch bei Aufregung, sonst überhaupt nicht mehr.
Ein Zeichen dafür, dass wir ihre Traumata - Tod des Vaters und Fehlgeburt - gut aufgelöst haben und die zweimalige Unterspritzung der Fingernarben erfolgreich war. Diese komplizierte Hausaufgabe haben wir also gut erledigt.

Sie beißt immer noch auf den Lippen herum, nachts knabbert sie noch an den Wangen.
Die Augenposition kommt kaum noch zum Vorschein. Seit einer Gabe von Opium C 1000 am 15. 04. ist die Augenposition sehr gut geworden.
Das allgemeine Lebensgefühl ist phantastisch, sie ist wie verwandelt. Auch an der Arbeitsstelle bekam sie Komplimente, wie gut sie aussehe.

**Überlegungen zum Fall**

Bei starkem Schwitzen als Hauptsymptom habe ich bisher immer als Ursache Schuldgefühle finden können. Meistens reagieren diese Schuldgefühle auf Natrium chloratum, das Kochsalz, im Einzelfall aber natürlich auch auf andere Mittel, wie Ignatia als Kränkungsmittel. Außerdem besitzt Ignatia ein wertvolles Symptom, das in diesem Fall genutzt werden konnte: der Kloß im Hals ist klassisch für Ignatia.

Eher selten hingegen gelingt es jedoch, die gesamte Stimmung so positiv zu gestalten und umzuwandeln, dass ein ganz neues Lebensgefühl entsteht und die Kraft der Lebensgestaltung wieder aufersteht.

## Fall 51 – 60 Jahre lang Husten – Trauma der Schreie der Verschickten

### Anamnese vom 20.06.2005

Dr. Lilienfeld – Toal hatte bei der 80 Jahre alten Hanna wohl eine Bronchoskopie vorgeschlagen. Bekannt seien bei ihr eine Sarkoidose und eine Leukopenie. Sie klagt über dauernde Müdigkeit, die bereits einige Jahre anhält. Die Leukopenie sei 1993 in Gießen festgestellt worden. Bisher waren zwei Transfusionen wegen ihrer Leukopenie erfolgt.

### Berufsanamnese

Bis 1980 sei sie bei der Bundesbahn angestellt gewesen.

### Familienanamnese

Die Mutter ist 70 jährig 1955 an einem Lungenkarzinom verstorben. Sie hatte sie zuhause gepflegt, alles ging sehr schnell. Diagnose im November 54, Tod im Februar 55.
Der Vater ist 58 jährig 1938 an einem Hirnschlag verstorben, hatte auch bei der Bahn gearbeitet.

### Geschwister

Der jüngste Bruder Alfred ist 50 jährig an einem Colonkarzinom verstorben. Er hatte in der Kreisverwaltung gearbeitet.
Eine Schwester Lina wurde 90 Jahre alt, verstarb 2003.
Ihr Bruder Erich war Bahnbeamter und erlag einem Herzleiden.
Ihr ältester Bruder hieß Otto und war 1959 53jährig bei einem Arbeitsunfall bei der Bahn verstorben.

**Traumaanamnese**

Von Januar 1942 bis Januar 1944 war sie in Russland, Abschnitt Mitte, Minsk, bei der Reichsbahn. Seit dieser Zeit bestehe der Husten. Am schlimmsten waren die Gefangenen- und Judentransporte. Dort hatte sie ihren ersten Mann aus Wien kennen gelernt. Nachdem die Ehe geschlossen worden war, wurde der Mann an die Front in Italien versetzt, nach Monte Cassino, und kam nicht zurück.
Der erste Sohn Wolf – Peter wurde 1945 geboren, ist jetzt mit 60 Jahren in Rente, hatte bei der Bundesbank gearbeitet.
Die zweite Ehe blieb kinderlos. Der Mann hatte aber zwei Töchter in die Ehe mitgebracht.
Gefühle in Minsk: Sie sei damals erst 21 Jahre alt gewesen, hatte auch die Gefangenenschreie gehört, wusste, dass die Transporte von der SS begleitet wurden und hatte „schreckliche Gefühle".

**Kinesiologischer Test**

Müdigkeit, Abtransporte, Husten, Leukopenie, Gefühl von Schreck testen schwach.

**Therapeutischer kinesiologischer Test**

Alle Symptome kommen sofort stark gegen Opium C 1000, nur die Stichworte schreckliches Gefühl und Abtransporte benötigen Opium D 100.000 und höher, kommen gegen Opium C 1000 schwach.

**Erste Therapie**

Opium C 1000, 5 Globuli hier.

**Erster kinesiologischer Nachtest**

Husten, Müdigkeit stark, Schreck noch schwach.

### Zweite Therapie

Opium D 10.000 bis D 100 Millionen wird per Klopftechnik appliziert.

### Wirkung

Tiefste Entspannung mit flacher Atmung. Anschließend leichte Benommenheit.

### Kinesiologischer Nachtest

Alle Momente kommen jetzt stark.

### Anamnese und Verlauf vom 22.06.2005

Sie habe kaum geschlafen, sei aber trotzdem ausgeruht und nicht müde. Sie traut es sich kaum zu sagen. Sie blickt aus hellwachen Augen.
Das Bein sei leicht geschwollen (3 Tage Hitze mit ca 30° Außentemperatur). Befund: Kaum tastbare Ödeme, nicht einmal Grad I.
Der Husten sei nach der Behandlung sofort weggeblieben, sie habe überhaupt nicht mehr gehustet! Der anwesende Ehemann bestätigt, dass er sie nachts nicht mehr husten gehört hat. Als merkwürdige Erstreaktion nach der Therapie sei ein dicker blauer Fleck an der Innenseite des rechen Oberarmes aufgetreten. Kein Schmerz.

### Weitere Einnahme der Mittel

Magnesium Diasporal, Allopurinol 100, ASS 100.
Die Hustenmedikation kann sie weglassen, wenn sie nicht hustet:
Codicompren 50 mg ret und Bromazanil 6.

## Überlegungen zum Fall

### Infektanfälligkeit oder Psychosomatik?

Merkwürdigerweise scheint es sich bei diesem 60 Jahre langen Husten um eine Psychosomatose zu handeln.
Einerseits hat sie eine Leukopenie, die mich vermuten lässt, sie könnte eine Abwehrschwäche haben und deshalb zu Erkältungen und zum Husten neigen.
Andererseits ist das komplette Verschwinden des Hustens nach der ersten Gabe von Opium (C 1000 hat für die schweren Traumata gar nicht gereicht, es musste dann schon D 100.000 sein!) so auffallend, dass es eine dem Opium entsprechende Symptomatik sein musste, die hinter allem steckte.

### Psychosomatische Aspekte

Wie verhält man sich, wenn man unbedingt über ein schreckliches Erlebnis sprechen möchte, aber mit niemandem darüber reden kann, weil man damals mit kritischen Bemerkungen sehr vorsichtig sein musste?
Man spricht etwas, aber man spricht es so undeutlich, dass niemand es verstehen soll und kann. In diesem Dilemma könnte diese Frau damals durchaus gesteckt haben. Husten wäre in diesem Fall also der Versuch, etwas zu artikulieren, das aber nicht verstanden werden darf. Das wäre dann ein Ventil für den Druck, der in ihr durch das „Trauma der Schreie der Verschickten" vermutlich gewirkt hat.

Husten steht hier für „unverständliches Sprechen".

Hier zeigte sich, dass Opium eine enorme Heilkraft besitzt, wenn es eine 60 Jahre alte Trauma bedingte Symptomatik in kürzester Zeit auflösen kann.

## Fall 52 – Fibromyalgie – Demütigungen

### Anamnese von 2003

Die 62 Jahre alte Fiona klagte über heftige Ganzkörperschmerzen seit vielen Jahren, über Druck auf der Brust, und über ständig neue Krankheiten.
An Ostern 2003 war es zunächst zu heften Rückenschmerzen mit kolikartigen Bauchschmerzen gekommen, sonographisch war der rechte Ureter gestaut, im Urinsediment fand sich Grieß. Durch eine Antibiotikatherapie und Nitrofudantoin kam es zu einer langsamen Entfieberung und zu einer Stabilisierung der Gesundheit. Jetzt zu den Vordergrundbeschwerden, die durchaus noch mit der rechten Niere zu tun haben: Schmerzen der Fußsohlen nachts, (die von mir vermutet wurden, von der Patientin anschließend bestätigt wurden), gelegentlich auftretendes Ohrgeräusch rechtsseitig, Schmerzen im Mastoid und links stärker als rechts. Schließlich habe sie seit vielen Jahrzehnten das Gefühl, ein schweres eisernes Bügeleisen mit einem Eisenblock auf der Brust zu haben.

### Traumaanamnese

Eines ihrer schlimmsten Erlebnisse war die Flucht, die sie mit ihrer Mutter, einer älteren Schwester und einem jüngeren Bruder in Schlesien angetreten hat, und zwar in einer eiskalten November- oder Januarnacht. Pferde zogen einen Wagen, der mit Koffern beladen war. Die 4 Familienmitglieder saßen auf den Koffern und zwischen den Koffern.
Der Schnee knirschte, keiner wagte zu sprechen, da es unsicher war, ob sie es bis zum Bahnhof schaffen würden, da die Garnisonstadt besonders scharf bewacht und auch beschossen wurde. Die russische Armee war in unmittelbarer Nähe. Das Gefühl war Angst.

### Kinesiologischer Test

Niere testet schwach, Fußsohle testet schwach, Mastoid rechts testet schwach, Niere testet gegen die einzelnen Symptome: Arm stark. Niere testet gegen Cantharis D 12, D 30, D 200 und D 1000: Arm stark.

### Therapie

Cantharis C 1000 wird per Klopftechnik appliziert. Angst testet: Arm schwach (Angst testet gegen rechte Niere: stark)

### Erste EMDR

Die Patientin konzentriert sich auf diesen Moment der nächtlichen Flucht in der Kälte einer Winternacht und auf das Gefühl der Angst. Nach drei Runden verschwindet der Pferdewagen völlig im Nebel, das Gefühl der Angst ist von zehn auf null zurückgegangen.

### Zweite EMDR

Die Patientin konzentriert sich auf eine Begebenheit in Einbeck, bei der sie erfahren hat, warum bei ihrer eigenen Hochzeit zwölf Jahre zuvor niemand mit ihr gesprochen hatte und sie sich wie eine ausgestoßene Person fühlen mochte. Ihre Schwägerin hatte ihr damals erzählt, was ihr Mann vorgegeben hatte, um ihre eigene Schwägerin nicht einladen zu müssen. Letztlich hatte ihr Mann seine eigene Schwester nicht einladen wollen, da er sie verachtete, weil sie als streng katholisches Familienmitglied evangelisch geheiratet hatte. Seiner eigen Frau erzählte er, dass die Schwester bereits nach Amerika ausgewandert sei, was aber nicht der Fall war.
Seiner eigenen Schwester hatte er jedoch erzählt, dass seine eigene Frau, nämlich Fiona, sie nicht bei der Hochzeit dabei haben wollte, weil sie ja evangelisch geheiratet hätte.

Diese Lüge kam also heraus, in diesem Moment fühlte sie einen unsäglichen Zorn, Wut und Kränkung und das Gefühl des Hintergangenwerdens. Während dieser Erzählung ist sie so erregt, dass Tränen fließen.
Sie konzentriert sich auf das Bild in der Küche, wo sie beim Abwasch die Wahrheit erfährt.
Nach einer Runde verschwindet die erste Schwägerin, nach einer zweiten Runde verschwindet die zweite Schwägerin aus dem Bild, es ist nur noch das Spültuch übrig. In einer dritten Runde verschwindet auch die Kontur der Küche und löst sich in einer grauen Nebelwand auf, in der sie sich wie in einem Milchglas fühlt.
An dieser Stelle wird die Sitzung unterbrochen und Natrium chloratum D 1.000 eingeklopft.
Anschließend hatte diese Patientin das Gefühl, „am Boden zerstört zu sein". Das Bild ist ein 8-jähriges Mädchen, das auf der Seite auf dem Boden liegt. Dieses Bild erschien vor ihren Augen, bedeckt von einem wehenden weißen Gewebe, das wie eine weiße Gardine aussieht. Der Boden ist weich wie aus Flocken oder wie aus Federn gewebt. Nach einigen Runden verschwindet das Mädchen und fliegt fort. Das Gefühl, am Boden zerstört zu sein, wird nicht mehr erlebt.

### Nachbehandlung

Die Patientin fühlt sich unglaublich schwer, kann die Augenlider kaum heben, fühlt sich wie in Hypnose. Sie wird hingelegt und kann entspannt für 10 Minuten in einen kurzen Tiefschlaf eintauchen, in dem verschiedene Schmerzen auftauchen: Reißen in beiden Händen und Füßen kommen und gehen wieder.
Vor der Phase des Hinlegens kam es zu heftigen Schläfenkopfschmerzen und zu Stechen im Magenbereich, das immer dann auftrat, wenn sie sich aufgeregt hatte.
Diese beiden Gefühle werden ebenfalls visualisiert und verschwinden daraufhin allmählich.

### Nachbeobachtung

Nach der etwa 1-stündigen Sitzung, strahlt die Patientin mit ihren Augen, die Gesichtszüge sind entspannt, das Gefühl des schweren Bügeleisens auf der Brust ist vollständig verschwunden, das Stechen im Magen hat sich gelegt, der Magen rumort auch nicht mehr, nur an der linken Schläfe besteht noch etwas Druck. Die Patientin fühlt sich erleichtert und denkt über einen weiteren Enttraumatisierungstermin nach.

## Fall 53 – Nasenschleimhautschwellung – Tod des Vaters

### Anamnese von 2003

Die 50 Jahre alte Elisabeth F. kommt mit der Fragestellung, was noch gegen die allergisch geschwollene Nasenschleimhaut getan werden kann, nachdem Mucosa comp, Galphimia glauca, Cardiospermum und Arsen nichts gebracht haben.
Wir gehen von der Annahme eines Psychotraumas aus und machen eine Trauma Anamnese.

### Traumaanamnese

Beginn des Heuschnupfens: April 1985.
Was ging dem Beginn des Heuschnupfens voraus?
Der Tod des Vaters 1984

### Kinesiologischer Test

Allergisch geschwollene Nasenschleimhaut testet: Arm schwach.
Tod des Vaters 1984 testet: Arm schwach.
All. Schleimhaut testet gegen Tod des Vaters: Arm stark.
Bedeutung des Umschlag des Muskeltonus = kausaler Zusammenhang.
Konsequenz: Enttraumatisierung nach Shapiro.

### EMDR

Der Vater wird auf seinem Totenbett visualisiert.
Drei mal 60 Sekunden Augenbewegungen waagrecht.

### Kinesiologischer Nachtest

Nasenschleimhaut testet: Arm stark.
Tod des Vaters testet: Arm stark.

### Überlegungen zum Fall

Tatsächlich gibt es auch fast „banale Symptome", die einen traumatischen Hintergrund haben. Speziell, wenn diese Symptome allen normalen Therapieversuchen widerstehen, wie das bei Elisabeth der Fall war, ist es angeraten, im kinesiologischen Test nach Traumata zu suchen, um über die Traumalösung auch die aktuelle Symptomatik auflösen zu können.

Diese Vorstellung von Pathologie konnte hier bedient werden.

## Fall 54 – Adipositas seit Geburt des 2. Sohnes - hinderliche Glaubenssätze

### Anamnese vom 02.12.2002

Sabrina war Jahrgang 1947, hatte bei einer Körpergröße von etwa 1,68 immer zwischen 130 und 160 Kilogramm Körpergewicht. Trotz ihres Übergewichtes war sie beweglich, geistig und körperlich aktiv, war eine der beliebtesten Lehrerinnen an ihrem Gymnasium und war dann auch Vertrauenslehrerin. Sie unterrichtete Mathematik und Physik.

Von Seiten des Diabetes mellitus und des Hochdruckes gab es keine neuen Nachrichten. Die Fette und das Cholesterin sowie Lipoprotein (a) werden noch bestimmt.

### Traumaanamnese

Einen Tag vor ihrer Abreise in den Urlaub 1977 hatte sie jedoch eine Konfliktsituation, die traumatischen Charakter hatte.
Sie war in der 6. Woche schwanger, packte ihre Koffer, ihre Mutter kam und berichtete, bei ihr sei Krebs festgestellt worden.
Mit schlechtem Gewissen fuhr sie dann in den Urlaub.
Diese Situation testeten wir gegen Adipositas als Risikofaktor für Diabetes mellitus und Hochdruck.

### Der kausale Test

Schlechtes Gewissen = Arm schwach, Diabetes mellitus = Arm schwach, Gegentest = Arm stark. Bedeutung: kausaler Zusammenhang.

**EMDR**

Während sie sich auf die Reisevorbereitungen und das schlechte Gewissen 1977 konzentrierte, wird Lenkergfäß 19 und 21 beklopft und sie führt waagrechte Augenbewegungen aus, indem sie meinen Fingern folgt. Nach 6 Entkoppelungen fühlt sie sich wieder wohl, nachdem sie vorher in ihrem einstmals schlechten Gewissen „versunken" war.

**Kinesiologischer Nachtest**

Urlaub 1977 und Adipositas testen jetzt mit starkem Arm!

**Therapie**

Sepia C 200 und C 1000, 5 Tropfen hier,
Ultima ratio 10 x sc
Rp. Sepia D 12, 1 x 1 Tbl. tgl., für ca. 2 Wochen.

**Sitzung vom 06.02.2003**

**Adipositas – Management**

**Weitere Trauma - Anamnese**

Sie berichtet, dass sie als Kind immer gezwungen wurde, ihren Teller aufzuessen. Sonst gab es nichts bis zum Abendessen. Hierunter hat sich wahrscheinlich der Glaubenssatz gebildet:
„Ich muss hungern, wenn ich nicht esse".
Der positive Glaubenssatz würde heißen:
„ich bin nicht hungrig, auch wenn ich wenig esse".
Kinesiologisch wird dieser Sachverhalt bestätigt.

Umkehrung des Glaubenssatzes mit Klopftechnik am Dünndarm 3
Während des Klopfens wird der positive Glaubenssatz wiederholt.

### Kinesiologischer Nachtest

Arm jetzt beim positiven Satz stabil, beim negativen Satz schwach!
Bedeutung: Der hinderliche Glaubenssatz konnte entfernt werden und der bestärkende, befreiende Glaubenssatz war jetzt installiert.

### Zweite Therapie mit EMDR nach Shapiro

Die Situation mit dem vollen Teller wird visualisiert, gleichzeitig werden waagrechte Augenbewegungen durchgeführt.

### Kinesiologischer Nachtest

Der positive Glaubenssatz ist jetzt sehr stark, der negative sehr schwach geworden.

### Überlegungen zum Fall

Vermutlich gab es viele kränkende Situationen in ihrem Leben, die nach und nach zu immer unbeherrschterem Essverhalten geführt haben dürften. Hierzu gehörten zum Beispiel mehrere Ehekonflikte, die fast bis zum Auszug aus dem gemeinsamen Haus geführt hätten, eine Stummschaltung mit einem der beiden Söhne, die sich nach einem Jahr wieder aufgelöst hat, Probleme mit einer Schwiegertochter, die als „die mörderische Cleofe" bekannt war und Eingliederungsschwierigkeiten einer thailändischen Schwiegertochter, die hoch begabt war, aber hier lange nicht zum Zuge kommen konnte. Schließlich gab es noch ein Mobbing an der Schule, das ihr den heiß geliebten Lehrerinnenberuf schließlich vergrätzt und versauert hatte.
Schließlich kam noch der hormonelle Teil zum Zug, dass nach einer Schwangerschaft das alte ursprüngliche Gewicht nicht mehr erreicht werden kann, weil die hormonelle „Rückumstellung" nicht immer klappt.

# 13. Nachwort

Bei den hier aufgeführten Fällen gibt es zahlreiche verschiedene Indikationen, eine EMDR durchzuführen. Um hier die Übersicht nicht zu verlieren, habe ich eine Tabelle hinzugefügt, aus der hervor geht, welche Traumata zu welchen Symptomen geführt haben und mit welchen Mitteln therapiert worden ist.

Hat man also bestimmte Patienten mit speziellen Fragestellungen, kann man hier schon einmal nachsehen, ob es Fälle gibt, die eine gewisse Ähnlichkeit aufweisen mögen.

Letztlich ist jede enttraumatisierende Sitzung einmalig, weil jede Sitzung einen anderen biografischen Hintergrund hat. Dennoch kann man aus den hier aufgeführten Fällen viel Hoffnung ziehen, dass auch schwierige Biografien zum Guten hin aufgelöst werden können.

Da nach Abschluss einer Rehabilitationsmaßnahme der Kontakt zum behandelten Patienten in aller Regel abreißt, bleiben manche enttraumatisierende Sitzungen auch ohne einen Verlauf.

Allen Therapeuten aller Fachrichtungen wünsche ich viel Erfolg mit den verschiedenen enttraumatisierenden Methoden!

Beim männlichen Plural wie „die Patienten" sind immer Patientinnen und Patienten gemeint, wie auch schon in den Jahrhunderten vor der neuen Gendersprache.

Heinrich Zeeden,
23.08.2023

# Technische Daten, Zugang zu den Einzelmitteln und den Komplexmitteln

| | |
|---|---|
| für Deutschland: | Burgapotheke<br>Frankfurter Str. 7, 61462 Königstein<br>Inhaber: Uwe Rose<br>Telefon 06174 - 9929500<br>c.voss@apotheke-koenigstein.de |
| | Apotheke am Mainzerhofplatz<br>Mainzerhofplatz 14, 99084 Erfurt<br>Inhaberin: Jana Kanan<br>Telefon 0361 – 64 31 836<br>apo.mainzerhofplatz14@gmx.de |
| für Österreich: | RA – Essenzen<br>Baumgarten 20, A – 4209 Engerwitzdorf<br>Österreich<br>Inhaberin: Annette Rabeder<br>Telefon 0043 – (0)732 24 44 12<br>office@ra-essenzen.at<br>www.ra-essenzen.at |
| für die Schweiz: | Maria Zemp<br>Gütsch 12, CH – 6139 Willisau<br>Schweiz<br>0041 – (0)79 – 422 03 79<br>mzemp@abix.ch |

Informationen zu den Komplexmitteln:

Dr. med. Heinrich Zeeden
Poelring 26, 23560 Lübeck
Heinrich.Zeeden@gmx.de

# Lieferbare Skripte

Bestellung beim Autor, Heinrich.Zeeden@gmx.de
und bei Annette Rabeder, office@ra-essenzen.at.

Alpha Kurs (10 Euro)
Alphatechniken, Einführung ins Thema (10 Euro) 2015
Alphatechniken in der homöopathischen Sprechstunde (10 Euro) 2021
Ausleitung (10 Euro)
Edelsteine in der Homöopathie (20 Euro)

Einstieg in die Homöo – Kinesiologie (10 Euro) 2015
EMDR (10 Euro)
Erklärungen zur Homöo – Kinesiologie (10 Euro)
Hausapotheke nach Dr. Zeeden (10 Euro)
Haut in der Homöopathie (05 Euro)

Die Homöo – Kinesiologie (20 Euro)
Die Homöo – Symptomologie (10 Euro) 2016
Kinesiologie, Einführungskurs (10 Euro)
Kinesiologie, diagnostisches und therapeutisches Werkzeug
Kinesiologische Mudratestung (Systematik) (20 Euro)

Kompendium der Komplexmittel (10 Euro) 2016
Krebsbehandlung in der Homöopathie – die Banerji Protokolle (10 Euro) 2018
Lieblingsfarbe und Schrift nach Dr. H. V. Müller (20 Euro)
Neue Mittel in der Homöopathie (30 Euro) 2015
Neuraltherapie (05 Euro)

Planeten und Sternzeichen in der Homöopathie (10 Euro)
Die Sehgal Methode (20 Euro)

Sucht aus homöopathischer Sicht (10 Euro)
Ultima Ratio (10 Euro)

## Bücher von Heinrich Zeeden:

**info@db-Buchshop.de**

Abenteuer Homöopathie Band 1 (19,90 Euro)
Abenteuer Homöopathie Band 2 (25,95 Euro)
Systematik der Homöo – Kinesiologie (16,90 Euro)
Repertorium der Homöo – Kinesiologie (24,95 Euro)
Alphatechniken in der Praxis (24,95 Euro)
Erlebnisse auf dem Jakobsweg (24,95 Euro)

**BoD, Bestellung über info@BoD.de**

Abenteuer Homöopathie Band 3 (19,90 Euro)
Abenteuer Homöopathie Band 4 (19,90 Euro)

**ctv verlag, Lübeck, Bestellung info@ctv-verlag.de**

Abenteuer Homöopathie Band 5 (25,00)
Anekdoten im Spannungsfeld zwischen Homöopathie
und Lebensweisheit (14,90)
Alleinstellungsmerkmale in der Homöo – Kinesiologie (20)

## Lieferbare DVDs zu den Kursen

Bestellung beim Autor, Heinrich.Zeeden@gmx.de
und bei Annette Rabeder, office@ra-essenzen.at.

## DVDs, die von Kursen aus dem Jahr 2010 erstellt wurden.

DVD – Herstellung: Sebastian Hirsch,
DVD – Vertrieb: Heinrich Zeeden und Annette Rabeder.

Alpha (01) (35 Euro)
Alpha (02) (35 Euro)
EMDR (35 Euro)
Homöo – Kinesiologie (45 Euro)

Kinesiologie (35 Euro)
Neue Mittel in der Homöopathie (35 Euro)
Sehgal Methode (35 Euro)
Sternzeichen und Planeten (35 Euro)

# Lieferbare Musik – CDs

komponiert von Heinrich Zeeden
Klavierstücke im klassischen Stil
Pianisten: Johan Lee, Korea und
Oliver Bunnenberg, Deutschland
Nina Buchholz, Querflöte

2 Sonaten in C – Dur und F – Dur, Bachvariationen, acht kleine Stücke. 2 CDs in einer Kassette (20 Euro)

28 Variationen über ein Totentanzlied, 2016,
1 CD in einer Kassette (10 Euro)

14 Variationen über ein eigenes Thema, Intermezzo,
1 CD in einer Kassette (10 Euro)

18 Bagatellen,
1 CD in einer Kassette, Spielzeit 62 Minuten (10 Euro).

Kammermusik von Heinrich Zeeden
2 Sonatinen für Flöte und Klavier,
Andantino für Flöte und Klavier,
Klaviertrio,
Kinderflötensonate,
1 CD, Spieldauer 55 Minuten, (10 Euro)

# Lebenslauf von Dr. Heinrich Zeeden in Stichworten

| | |
|---|---|
| 1970 – 1976 | Studium der Medizin in Tübingen, Saarbrücken, Wien und Lübeck |
| 1977 – 1979 | Assistenzzeit in Chirurgie, Innerer Medizin, Tropenmedizin, Gynäkologie und Geburtshilfe für einen Einsatz in Tansania |
| 1980 – 1981 | Distrikthospital in Nzega, Tansania, |
| 1981 – 1982 | Missionshospital in Ndanda, Tansania |
| 1982 – 1985 | Dinslaken, Weiterbildung Innere Medizin, |
| 1985 | Praxisassistent, Landpraxis in Bosau / Plöner See |
| 1985 – 1987 | St. Andreasberg / Harz, Weiterbildung Innere Medizin, Schwerpunkt Magen – Darm / Gastroenterologie |
| 1987 – 1990 | Rheumaklinik Bad Bramstedt |

Diplomabschlüsse in Neuraltherapie, Akupunktur und Naturheilkunde.

**Leitende Funktionen:**

| | |
|---|---|
| 1991 – 1996 | Klinik Benediktusquelle, Ortenberg – Selters, Chefarzt des ärztlichen Dienstes der LVA (DRV) Hessen |
| 1997 – 1998 | Klinik Sonnenblick, Marburg, Oberarzt Innere Medizin |
| 1998 – 2010 | Kinzigtalklinik, Bad Soden – Salmünster, Chefarzt der internistischen Abteilung LVA (DRV) Hessen |

Kursreferent für Neuraltherapie, Akupunktur, Homöopathie, Kinesiologie, EMDR, mentale Techniken und Homöo – Kinesiologie

| | |
|---|---|
| 2011 – 2023 | private Praxis in Lübeck, |
| 2023 | Schließung der Privatpraxis, |
| 2023 | Eröffnung einer Praxis für Lebensberatung |

# 14. Danksagung

Aus den 54 Traumageschichten, die ich vorwiegend aus den Jahren 2002 bis 2005 herausgesucht habe, gehen alle wichtigen Besonderheiten der Enttraumatisierungstechnik EMDR = eye movement desensitization and reprocessing von Francine Shapiro hervor. In Kombination mit der Homöopathie und der Kinesiologie konnte die Enttraumatisierungszeit sehr verkürzt werden, sodass die Enttraumatisierung in einer, zwei, drei oder höchstens vier Sitzungen zu jeweils einer Stunde erfolgen konnte.

Allen Patienten, die mir in diesem Zusammenhang begegnet sind, danke ich für ihr Vertrauen und ihren Mut, alte Felder zu betreten, so schmerzhaft sie auch sein mochten, um den schweren Ballast von psychischen Traumata abzuwerfen.

Zusätzlich danke ich auch allen Personen, bei denen ich Einblick in diese damals noch ziemlich neue, gerade 10 Jahre alte Technik der Enttraumatisierung gewinnen durfte.

Ein ganz herzlicher Dank geht an Frau Sonja Gröber und Frau Sigrun Burggraef für die genaue inhaltliche und orthografische Durchsicht.

Möge dieses Buch dazu beitragen, Traumata schneller zu erkennen und auch schneller zu behandeln. Möge es Mut machen, sich auch an schwierige Situationen heran zu wagen, entweder mit der Homöopathie, der Kinesiologie oder der EMDR, oder – was ich für den Königsweg halte – mit allen Methoden gleichermaßen, um das Leid dieser Welt zu reduzieren.

Schließlich danke ich dem ctv - Verlag ganz herzlich für die schnelle und unbürokratische Art, alle Fragen schnell, präzise und mit Augenmaß zu erörtern, um zu den besten Entscheidungen zu kommen. Die persönliche Betreuung war erneut hervorragend.

Heinrich Zeeden, 27.08.2023